U0359480

人体解剖学实验指导

（第 2 版）

主　编　米树文　　白冰洋　　崔玉发

副主编　郑焜文　严　菲　屈　丰

编　委　白冰洋　米树文　严　菲
　　　　屈　丰　郑焜文　崔玉发

同济大学 出版社
TONGJI UNIVERSITY PRESS

内 容 提 要

本书根据人体解剖学实验教学大纲要求编写而成,共设置 26 个实验项目,包括运动、消化、呼吸、泌尿、生殖、神经、脉管系统实验以及腹膜实验和感觉器实验。实验项目的设置深浅适度,适用于高、中职医学类各专业的人体解剖学实验教学。每个实验项目均设有"实验目的""实验要点""实验材料""实验内容及方法"。全书内容系统、全面,力求贴近临床,贴近实际。实验项目结束部分设有"思考与回顾",提出若干与该实验项目相关的问题,以提示学生温习实验内容。本书另附配套的《人体解剖学实验报告》,系根据《人体解剖学实验指导》中的实验项目,收集有关的人体解剖图 49 幅,以识图作答和绘制解剖结构图的形式,布置课堂(课后)作业。

本书供高、中职院校临床医学、护理、助产、药学、康复及医学类相关专业使用,也适合其他相关专业教学使用。

图书在版编目(CIP)数据

人体解剖学实验指导/米树文,白冰洋,崔玉发主编. --
2 版. --上海:同济大学出版社,2017.6
　　ISBN 978 - 7 - 5608 - 7077 - 9

Ⅰ.①人… Ⅱ.①米… ②白… ③崔… Ⅲ.①人体解剖学—实验—职业教育—教学参考资料 Ⅳ.①R322 - 33

中国版本图书馆 CIP 数据核字(2017)第 123721 号

人体解剖学实验指导(附实验报告)(第 2 版)

主　编　米树文　白冰洋　崔玉发
责任编辑 沈志宏　陈红梅　**责任校对** 徐春莲　**封面设计** 陈益平

出版发行	同济大学出版社　　www. tongjipress. com. cn
	(地址:上海市四平路 1239 号　邮编:200092　电话:021 - 65985622)
经　销	全国各地新华书店
印　刷	大丰科星印刷有限责任公司
开　本	787mm×1092mm　1/16
印　张	11.75
印　数	7101-9200
字　数	293 000
版　次	2017 年 6 月第 2 版　　2022 年 7 月第 2 次印刷
书　号	ISBN 978 - 7 - 5608 - 7077 - 9
定　价	39.50 元(全二册)

前　言

　　人体解剖学是一门形态学科，因此，对人体解剖结构的学习和掌握离不开形象的实验，只有通过大量的解剖学实验教学，才能达到学习并且掌握人体解剖结构的目标。为此，我们在第 1 版教材使用，并认真总结实验教学经验的基础上，对这套《人体解剖学实验指导》教材进行了第 2 版修订。

　　第 2 版教材根据人体解剖学实验教学大纲要求编写而成，共设置 26 个实验项目。

　　运动系统实验，包括：一、躯干骨实验；二、颅骨实验；三、四肢骨实验；四、骨连结实验；五、肌学实验。

　　消化系统实验，包括：六、消化道实验；七、消化腺实验。

　　呼吸系统实验，包括：八、呼吸道实验；九、肺实验；十、胸膜与纵隔实验。

　　泌尿系统实验，包括：十一、肾实验；十二、输尿管、膀胱、尿道实验。

　　生殖系统实验，包括：十三、男性生殖系统实验；十四、女性生殖系统实验；十五、乳房和会阴实验。

　　内脏学方面的实验：十六、腹膜实验。

　　脉管系统实验，包括：十七、心实验；十八、动脉实验；十九、静脉实验；二十、淋巴系统实验。

　　感觉器实验，包括：二十一、眼实验；二十二、耳实验。

　　神经系统实验，包括：二十三、周围神经系统实验；二十四、中枢神经系统实验；二十五、神经系统传导通路实验。

　　内分泌系统实验：二十六、内分泌系统实验。

　　书中安排的实验项目，均根据"人体解剖学实验指导"教学的内容和学时特点来设计。针对每一结构知识点，作详细介绍和实验验证。每个实验项目均设有"实验目的"，介绍学生学习时应掌握、熟悉和了解的内容，方便学生有的放矢地进行实验；"实验要点"，提醒学生实验时应予重视的要点和难点；"实验材料"，介绍实验时验证解剖结构所用的实验材料；"实验内容及方法"，就该实验项目内容作系统、全面地讲述，力求贴近实际，贴近临床工作。全书实验项目的设置深浅适度，适用于高、中职医学类各专业的实验教学。每个实验项目结束，特设有"思考与回顾"，针对本次实验，提出要求学生思考、回答的若干问题。

　　根据上述各个实验项目，本书同步编制了配套的课堂（课后）作业——《人体解剖学实验报告》，收集了人体解剖学相关图片 49 幅，以识图作答和绘制解剖结构图为主要手段。通过完成"实验报告"形式的作业，帮助学生系统复习人体解剖学知识，全面巩固和加深理解。同时方便老师批阅和保存。

　　本书适用于高职高专临床医学、护理、助产、药学、康复及医学类相关专业，也适用于中职医学类相关专业，有助于培养学生的实际操作能力，加深学生对人体系统解剖的理解。为编写此书，我们参考了大量资料，在此一并致谢。

主　编

2017 年 4 月 25 日

目　录

运动系统实验

一、躯干骨实验

实验项目	躯干骨实验
实验目的	1. 掌握：椎骨的名称、位置、排列及各部椎骨的主要结构。 2. 熟悉：骶骨和胸骨的主要结构，重要的体表标志。 3. 了解：肋骨的形态结构。
实验要点	1. 骨的分类和各类骨的形态结构。 2. 骨的化学成分和物理特性。 3. 椎骨的一般形态和各部椎骨的形态特点。 4. 脊柱的组成和形态特点。 5. 肋和胸骨的形态。 6. 胸廓的组成和形态。
实验材料	1. 人体骨架标本。 2. 各类骨标本。 3. 胫骨、跟骨和顶骨的剖面标本。 4. 儿童长骨的纵切解剖标本，示骨膜、骨髓和骺软骨。 5. 脱钙骨和煅烧骨标本。 6. 躯干骨标本。 7. 脊柱标本。 8. 胸廓前壁的解剖标本。

实验内容及方法：

1. 骨的分类

在人体骨架标本上辨认长骨、短骨、扁骨和不规则骨，观察它们的形态特征，归纳它们的分布部位：长骨分布于四肢，如尺骨和掌骨等；短骨分布于手腕和足的后部，如腕骨和跗骨等；扁骨主要分布于颅顶、胸部和盆部，如颅的顶骨、胸部的胸骨等；不规则骨主要分布于躯干、颅底和面部，如躯干的椎骨、颅底的颞骨和面部的上颌骨等。

2. 骨的形态、构造和成分

2.1 骨的形态和构造

取较大的长骨和胫骨的纵切标本进行观察。

长骨的两端较膨大,有光滑的关节面。其中部较细,称骨干,表面常有1~2个小的滋养孔。骨干内的空腔,称髓腔。在胫骨的纵切标本上选择一个最大的滋养孔,取细铜丝轻柔地插入,铜丝可沿着一条向下斜行的骨质管道(滋养管)进入髓腔。

长骨的密质以骨干中部为最厚,两端则较薄。松质布于密质的内面,呈海绵状,它在骨的两端很发达,在骨干的内面则只有很薄的一层。

取跟骨和顶骨的剖面标本观察,可见短骨的密质很薄,而内部完全是松质。扁骨由两层密质夹着一层松质构成。

松质骨由骨小梁构成,在胫骨(或股骨)和跟骨的切面标本上,观察骨小梁排列的方向与压刀和张力的关系。

取儿童胫骨的纵切标本观察,可见其关节面覆有一层光滑的关节软骨,其余部分有一层由致密结缔组织构成的骨膜,髓腔和骨小梁之间的间隙内充满着骨髓;骺与骨干之间有一薄层软骨,即骺软骨。与成人胫骨的纵切标本比较,可见后者垢软骨已消失。在骺软骨存在处为一骨质线,即骺线。

2.2 骨的化学成分

观察新鲜骨经稀盐酸脱钙后的标本。在这类标本中,由于无机质已溶解而只含有机质,因而骨虽仍保持其外形,却非常柔软并富有弹性。

观察经过煅烧的骨标本,在这类标本中,有机质已全部除去,只含有无机质。骨虽仍保持其外形,却非常松脆。

3. 椎骨

3.1 椎骨的一般形态

对照人体骨架标本,选择胸椎进行观察。椎骨的前部是椎体,后部是椎弓。椎体呈短圆柱状,它的上、下面各有一环状骺。椎弓呈半环形,与椎体共同形成椎孔。椎弓连接椎体的部分是椎弓根,其余部分是椎弓板。椎弓根的上、下缘各有一切迹。

从椎弓板上发出7个突起:后方的一个叫棘突,两侧的叫横突,上、下各有一对上关节突和下关节突。

取胸椎数个,上下依次重叠,观察椎管和椎间孔的形成、位置和交通。所有椎骨相连,椎孔则形成椎管。相邻椎的上、下切迹围成椎间孔。

3.2 各部椎骨的主要特征

取颈、胸、腰椎和骶、尾骨标本观察。

(1)颈椎:横突根部有横突孔,棘突短而分叉。第1颈椎又叫寰椎,由前弓、后弓和两个侧块构成。前弓较短,后弓较长。第2颈椎也叫枢椎,椎体的上方有齿突。但第7颈椎的棘突特长,末端不分叉而形成结节。在活体摸辨第7颈椎的棘突,低头时尤为明显。

(2)胸椎:椎体侧面的后部和横突末端的前面都有关节面;棘突斜向后下方。

(3)腰椎:椎体高大;棘突呈板状,伸向后方。

(4)骶骨:呈三角形,底向上,尖向下,前面微凹;后面隆凸并粗糙。底的中份,前缘向前突出,形成岬。骶骨的前面有4对骶前孔。后面的正中是骶正中嵴。骶正中嵴的两侧各有4个低后孔。骶骨两侧面的上部各有一耳状面。纵贯骶骨中部的管道叫骶管,其下口呈三角形,叫骶管裂孔。取骶骨正中矢状切标本,观察骶管与骶前、后孔的交通关系。

(5)尾骨:由 4 块已退化的尾椎构成。

4. 脊柱整体观

在人体骨架标本或脊柱标本上进行观察。从前方观察椎体大小的变化,并讨论其大小差异的原因。从后方观察棘突排列的方向,以及棘突之间间隙宽窄的差别,并讨论其临床意义。从侧面观察 4 个生理性弯曲的部位和方向,并讨论其形成因素和功能意义。

5. 胸廓

在人体骨架标本上观察胸廓的构成。胸骨位于胸廓前部正中,12 对肋的后端连于胸椎,构成肋椎关节。其中肋头的关节面与胸椎体的肋凹构成肋头关节,肋结节的关节面与胸椎横突肋凹构成肋横关节。注意其与胸椎相连的部位。第 1～7 对肋前端直接与胸骨连接,称真肋,其中第 1 对肋与胸骨柄间为软骨结合,第 2～7 对肋与胸骨构成微动的胸肋关节。第 8～12 对肋不直接与胸骨相连,称假肋,其中第 8～10 对肋前端与上位肋借肋软骨构成软骨间关节,形成肋弓,第 11～12 对肋前端游离于腹壁肌层中,称浮肋。

5.1　肋

包括肋骨和肋软骨两部分。取一较长的肋骨观察。肋骨分体及前、后两端。肋骨后端较粗大的部分叫肋头。肋头外侧稍细,称肋颈,肋体的后份急转处称肋角,肋头后外方的粗糙隆起部叫肋结节。肋体扁而长,其内面近下缘处的浅沟叫肋沟。肋骨的前端与肋软骨相接。第 1 对肋骨短而宽扁,其内缘的前份有前斜角肌结节。

5.2　胸骨

取胸骨标本观察。胸骨自上而下可依次分为胸骨柄、胸骨体和剑突三部分。胸骨柄的上缘有 3 个切迹,中部的叫颈静脉切迹,两侧的为锁骨切迹。胸骨柄与胸骨体的结合部略向前凸,形成胸骨角。剑突扁而薄,接于胸骨体的下端,胸骨的外侧缘有与肋相连的切迹。

取胸廓前壁的解剖标本,查看:①胸骨与肋的连结,以及肋弓的形成;②连于胸骨角外侧的是哪一对肋;③胸骨下角的形成;④位于胸骨下角内的剑突,位置较深低。

对照上述标本,在活体上摸辨:①颈静脉切迹;②胸骨角;③第 2～12 对肋(问:为什么摸不清第 1 对肋?);④第 1～11 对肋间隙;⑤肋弓;⑥剑突。

5.3　胸廓的整体观

从人体骨架标本上观察:①胸廓的外形;②上口的组成;③下口的组成;④下列各结构与胸椎的对应关系:颈静脉切迹、胸骨角、胸骨体与剑突的连结处。

回顾与思考	1. 在股骨的纵切标本上,逐一说明骨的结构及功能。 2. 通过对脱钙骨和段烧骨的观察,说明骨的化学成分对骨物理特性的关系。 3. 如何正确地确定躯干骨,应用解剖学术语描述它们的形态。 4. 在一组椎骨中,如何正确并迅速地区分各部椎骨? 5. 根据骨性标志,在活体上如何确定椎骨和肋的顺序?
作业	躯干骨实验报告

二、颅骨实验

实验项目	颅骨实验
实验目的	1. 掌握：脑颅骨、面颅骨的组成，颅底内面观的境界和重要结构。翼点的位置及意义。 2. 熟悉：下颌骨的形态结构；颅底各面观的重要结构。 3. 了解：新生儿的特征及生后变化，颅的重要标志。
实验要点	1. 颅的组成和分粗，各部颅骨的名称和位置。 2. 下颌骨、舌骨、蝶骨、颞骨和筛骨的形态。 3. 颅各面的形态。 4. 新生儿颅的特点。
实验材料	1. 颅的水平切标本。 2. 颅的正中矢状切标本。 3. 分离颅骨标本。 4. 板障管标本。 5. 乳突小房标本。 6. 鼻旁窦标本。 7. 新生儿颅标本。 8. 颞下颌关节标本。

实验内容及方法：

1. 颅的组成

取颅的水平切，正中矢状切和分离颅骨标本，对照图谱，观察颅骨的分部、各颅骨在整颅中的位置和有关的形态结构。

1.1 脑颅

脑颅位于颅的后上部，由8块颅骨组成。在观察其中的颞、蝶、筛骨时，须采用分离颅骨与整颅相结合的观察方法：对分离颅骨重点观察它们的分部；在整颅上着重观察它们的位置（包括各部的位置）、邻接关系及有关结构。

（1）额骨：1块，位于颅的前上部。

（2）顶骨：2块，位于额骨后方、中线的两侧。

（3）枕骨：1块，位于顶骨的后方，构成颅的后下部。

（4）颞骨：2块，位于顶骨的下方，参与颅腔外侧壁和颅底的构成。颞骨外侧面的下部有外耳门。外耳门上方的部分叫颞鳞。外耳门内侧的三棱锥形骨块叫岩部，它位于颅底枕骨的前方。外耳门后方向下的突起叫乳突。取乳突已锯开的颞骨标本观察，可见其内有许多骨性小泡，这些小泡即乳突小房。

（5）蝶骨：1块，位于颅底中部。其中部叫蝶骨体，体内的空腔叫蝶窦，体上面的深窝是垂体窝。体的前上份向两侧伸出的一对骨片叫小翼，它与前方的额骨相接。体向两侧伸出的一对骨片叫大翼，其后缘与颞骨的岩部相接。体和大翼结合处向下发出的一对突起叫翼突，它位于颅底的外面。

（6）筛骨：1块。形态复杂，其参与脑颅构成的部分叫筛板，它位于颅底前部的中央，蝶骨与额骨之间；筛骨的其他部分——垂直板和筛骨迷路，均与面颅的构成有关。

垂直板自筛板正中垂宜向下伸入鼻腔，参与鼻中隔的构成。筛骨迷路位于垂直板的两侧和鼻腔的外上方，主要由许多骨性小泡构成，这些小泡称筛窦。筛骨迷路的外侧面构成眶内侧壁的一部分；内侧面构成鼻腔外侧壁的上部，有上下两片卷曲的骨片，分别叫上鼻甲和中鼻甲。

1.2 面颅

面颅位于颅的前下部，由15块颅骨组成，共同形成颜面的骨性基础。

（1）上颌骨：2块，位于一侧面颅骨的中心。

（2）鼻骨：2块，位于上颌骨的内上方，居两眶之间。

（3）颧骨：2块，位于上颌骨的外上方。

（4）泪骨：2块，构成眶内侧壁的前部。

（5）下鼻甲：2块，位于鼻腔外侧壁的下部。

（6）腭骨：2块，位于上颌骨的后方。

（7）犁骨：1块，接于筛骨垂直板的下缘，构成鼻中隔的后下部。

（8）下颌骨：1块，位于上颌骨的下方。下颌骨分一体二支。下颌体呈蹄铁形，其上部形成牙槽弓，有容纳牙根的牙槽。体的前外侧面有颏孔。下颌支位于体的后外方，呈长方形，其后下角称下颌角。下颌支的上缘有两个突起，在前方的叫冠突，后方的叫髁突。下颌支内面的中部有下颌孔。

（9）舌骨：1块，位于下颌骨的下方。其中部叫舌骨体，由体向后外方伸出的长突叫大角。

2. 整颅的观察

取颅的水平切和正中矢状切标本观察。

2.1 颅盖

颅盖各骨之间借缝相连。额骨与顶骨之间为冠状缝；左、右顶骨之间为矢状缝；顶骨与枕骨之间为人字缝。比较颅盖内、外面这些缝形状的差别。在顶骨外面的中部有顶结节。

颅盖内面正中矢状面上的浅沟叫上矢状窦沟，沟的两侧有大小不一和深浅不等的颗粒小凹。在颅盖内面的两外侧部有树枝状小沟，系脑膜中动脉沟。此外，颅盖内面还有许多大而浅的脑回压迹。

颅盖分外板、板障和内板3层。在锉去外板的颅盖标本中，观察板障内弯曲的板障管。

2.2　颅底内面

颅底内面有 3 个窝,由前向后,依次为颅前窝、颅中窝和颅后窝。各窝内有许多孔、裂,其中多数都与颅外相通,故观察时,应同时查看它们在颅外的位置。

(1) 颅前窝:中部稍凹,由筛板构成,上有许多小孔。筛板前份正中的突起叫鸡冠。查看颅前窝中部和两外侧部下方的毗邻。

(2) 颅中窝:中部由蝶骨体构成。其上凹陷,形成垂体窝。窝的后界是高耸的鞍背,鞍背上缘两端的结节叫后床突。窝的前界是一横行隆起,叫鞍结节。鞍结节的前外侧有视神经管,与眶相通。在视神经管的后外侧,蝶骨小翼有一向后的突出部,即前床突。

颅中窝的外侧部,在视神经管的外侧有眶上裂。由眶上裂的内侧端向后外,在蝶骨大翼上依次有圆孔、卵圆孔和棘孔。外侧部的后壁由颞骨岩部构成,后壁的外侧份较平坦,称鼓室盖。岩部的尖端与蝶骨体之间有破裂孔。

(3) 颅后窝:中部有枕骨大孔,其外侧缘有舌下神经管。枕骨大孔的后上方,每侧各有一条横行的浅沟,叫横窦沟。沟的外侧端弯向前下,移行为乙状窦沟,后者终于颈静脉孔。在颈静脉孔的上方,颞骨岩部后面的中央有内耳门,由此通入内耳道。枕骨大孔的前上方,骨面倾斜,称斜坡。

2.3　颅底外面

分前后两区。前区中部的水平骨板叫骨腭。骨腭两侧和前方的隆起叫牙槽弓,其游离缘有牙槽。

后区在枕骨大孔的后上方,有粗糙的枕外隆凸。枕骨大孔两侧的卵圆形隆起叫枕髁。枕髁的外侧有颈静脉孔。颈静脉孔前内侧的卵圆形孔是颈动脉管的外口,由此可通入颈动脉管。

取细铜丝检查它通向何处。颈静脉孔后外侧的细长突起叫茎突。其根部后外侧的小孔叫茎乳孔,由此通入面神经管。乳突前方的凹陷叫下颌窝。紧邻下颌窝前方的隆起叫关节结节。

2.4　颅的侧面

外耳门前方的弓状结构叫颧弓。颧弓内上方的凹窝叫颞窝。颞窝内侧壁上额、顶、颞、蝶四骨的结合部称翼点。检查翼点骨质的厚薄和脑膜中动脉沟的毗邻关系。颞窝下方的腔隙叫颞下窝。

2.5　颅的前面

(1) 眶:略呈四棱锥形。眶尖处有视神经管。检查位于眶上缘内、中 1/3 交界处的眶上切迹和眶下缘中点下方的眶下孔。检查眶四壁的毗邻。眶内侧壁前部的凹窝叫泪囊窝,向下移行为鼻泪管。外侧壁后部的上、下方各有一裂隙,分别叫眶上裂和眶下裂。用细铜丝检查视神经管、眶下孔、鼻泪管、眶上裂和眶下裂各与何处相通。

(2) 骨性鼻腔:其前口称梨状孔,后口叫鼻后孔。外侧壁有上、中、下鼻甲,各鼻甲下方的间隙,分别称为上、中、下鼻道。

检查:①骨性鼻腔上、下壁和外侧壁的毗邻;②骨鼻中隔的构成。

（3）鼻旁窦：包括额窦、筛窦、蝶窦和上颌窦。取颅的正中矢状切面和显示各鼻旁窦的标本，观察：①各鼻旁窦的位置和形态，并注意各窦发育的侧别差异和个体差异；②上颌窦的上壁、下壁和内侧壁的毗邻。

3. 新生儿颅的主要特征

取新生儿颅骨标本观察，并与成人颅骨标本相比较，以了解它的特征。①脑颅与面颅在大小比例上的差别；②前囟和后囟的位置和形态，蝶囟和乳突囟的位置；③额骨和下颌骨的形态特点。

颅骨观察完毕后，对照颅骨标本，在活体上摸辨以下结构：枕外隆凸，乳突，颧弓，眶上缘，眶下缘，下颌角，髁突，舌骨。

回顾与思考	1. 在整颅上指出各颅骨的名称和描述颅各面的形态结构。 2. 新生儿颅的特征及其形成的原因。
作业	颅骨实验报告

三、四肢骨实验

实验项目	四肢骨实验
实验目的	1. 掌握:四肢骨的名称、位置及主要结构。 2. 熟悉:上下肢骨的重要表标志。 3. 了解:手骨和足骨的组成、形态和结构。
实验要点	1. 上肢骨的组成及各骨的位置和形态。 2. 下肢骨的组成及各骨的位置和形态。
实验材料	1. 上肢骨标本,模型。 2. 下肢骨标本,模型。

实验内容及方法:

1. 上肢骨

先在人体骨架标本上辨明上肢各骨的名称和各骨的邻接关系,然后确定它们在活体中各自的部位。注意寻找上肢骨与躯干骨的连接部位。最后取上肢各骨标本分别观察它们的形态。观察上、下肢骨时,必须先对照人体骨架标本,辨明该骨的侧别和方位,然后再进行观察。

1.1 肩胛骨

肩胛骨呈三角形,分二面、三缘和三角。前面(腹侧面或肋面)与胸廓相对,微凹,叫肩胛下窝。后面(背侧面)有高耸一横嵴,称肩胛冈。肩胛冈向外侧延伸的扁平突起,称肩峰。肩胛冈把肩胛骨的后面分为上下两个凹窝,分别叫冈上窝和冈下窝。

肩胛骨的上缘短而薄,外侧分有肩胛切迹,切迹外侧有向前的指状突起称喙突。内侧缘和外侧缘各有何特征? 内侧缘薄而锐利,临近脊柱故又称脊柱缘。外侧缘肥厚,邻近腋窝,又称腋缘。

在人体骨架标本上分别查看上角、内侧角和下角与肋的对应关系:上角为上缘与脊柱缘会合处,平对第2肋。下角为脊柱缘与腋缘会合处,平对第7肋或第7肋间隙,为计数肋的标志。外侧角为腋缘与上缘会合处,最肥厚,为朝向外侧方的梨形浅窝,称关节盂,与肱骨头相关节。盂上下方各有一粗糙隆起,分别称盂上结节和盂下结节。肩胛冈、肩峰、肩胛骨下角、内侧缘及喙突都可在体表扪到。

1.2 锁骨

锁骨呈"~"形弯曲,架于胸廓前外上方,内侧2/3凸向前,呈三棱柱形,为胸骨端,有关节面与胸骨的锁骨切迹相关节;外侧1/3凸向后,呈扁平形,为肩峰端,有小关节面与肩胛骨肩峰相关节。二者之间交界处较薄弱,锁骨骨折多发生在此处。锁骨的上面光滑,下面粗糙,在靠近胸骨端处有粗糙的肋锁韧带压迹。

1.3 肱骨

肱骨上端有半球形的肱骨头,与肩胛骨的关节盂相关节,肱骨头周缘缩窄,称解剖颈。

颈的外侧和前方,分别有大结节和小结节,二结节之间有结节间沟。大、小结节向下延伸,分别形成大结节嵴和小结节嵴。在大、小结节的下方,上端与肱骨体的相接部,称为外科颈。

肱骨体上、中1/3部的外侧面有"V"形粗糙区,叫三角肌粗隆。三角肌粗隆的后面有由上内斜向外下的桡神经沟。

肱骨的下端前后略扁,它向内外侧的突出部分分别称内上髁和外上髁。内上髁后方有一浅沟,称尺神经沟,尺神经由此经过。下端有两个关节面:外侧的较小,叫肱骨小头,与桡骨相关节;内侧的较大,叫肱骨滑车,与尺骨形成关节。肱骨滑车后上方的深凹称鹰嘴窝,前上方的浅凹称冠突窝。

肱骨大结节和内、外上髁都可在体表扪到。

1.4 桡骨

桡骨上端较下端细小,其顶部稍膨大,称桡骨头,头的上面微凹,与肱骨小头相关节,头的周围绕有环状关节面与桡切迹形成关节。桡骨头内下方的隆起叫桡骨粗隆。桡骨体的内侧缘锐薄,叫骨间缘。桡骨下端的远侧面与腕骨相关节,内侧面的关节面称尺切迹,外侧面有向下伸出的茎突。

1.5 尺骨

尺骨上端较下端粗大。上端有两个突起:后上方的叫鹰嘴,前下方的叫冠突。两突之间的光滑面叫滑车切迹,与肱骨滑车相关节。冠突外侧面的关节面叫桡切迹,与桡骨头相关节。尺骨体的外侧缘称骨间缘,与桡骨的骨间缘相对。尺骨的下端有球状的尺骨头,与桡骨的尺切迹构成关节。尺骨头后内侧向下的突起叫茎突。

1.6 腕骨

腕骨取手骨的串连标本或人体骨架标本观察腕骨、掌骨和指骨。腕骨共8块,排成两列。从内侧向外侧,近侧列依次为手舟骨、月骨、三角骨和豌豆骨;远侧列依次为大多角骨、小多角骨、头状骨和钩骨。其中豌豆骨位于三角骨的掌侧面。

1.7 掌骨

掌骨共5块,由外侧向内侧,依次为第1、2、3、4、5掌骨。每一掌骨的近侧端称为底,接腕骨;远侧端称为头,接指骨;头、底之间的部分称为体。

1.8 指骨

指骨共14块,其中拇指是两节,其他各指都是3节,由近侧向远侧分别称为近节指骨、中节指骨和远节指骨。远节指骨远侧端的掌侧面有粗糙的远节指骨粗隆。

上肢骨观察完毕后,对照人体骨架标本,在活体上摸辨以下诸骨性标志:锁骨,肩胛冈,肩峰,肩胛骨下角,肱骨内、外上髁,鹰嘴,桡骨头,桡骨茎突,尺骨头,手舟骨,豌豆骨。

2. 下肢骨

先在人体骨架标本上辨明下肢各骨的名称和各骨的邻接关系,然后确定它们各自在活体中的部位。查看下肢骨与躯干骨连结部位。最后取下肢骨标本观察它们的形态。

2.1 髋骨

髋骨外侧面的深窝叫髋臼。其下部有髋臼切迹。以髋臼为标志,髋骨可分为上部的髂骨,前下部的耻骨和后下部的坐骨。坐骨和耻骨共同围成闭孔。

髂骨分髂骨体和髂骨翼两部分。髂骨体构成髋臼的上份。髂骨翼位于髂骨体的后上方,其上缘称髂嵴。髂嵴前、后端的突出部,分别叫髂前上棘和髂后上棘。在髂前上棘的后上方,髂嵴的外缘向外侧突起,形成髂结节。髂前上棘下方的突起叫髂前下棘。髂骨翼的内面,前面光滑而微凹,叫髂窝。髂窝的下界钝圆,叫弓状线。髂骨翼的后部粗糙,有耳状面,与骶骨相关节。

在人体骨架标本上,检查髂嵴的最高点与腰椎棘突的对应关系。

(1) 坐骨分坐骨体和坐骨支:坐骨体的上部构成髋臼的后下部;下部的后面有粗糙的坐骨结节。坐骨体后缘的三角形突起叫坐骨棘。坐骨棘的上、下方各有一切迹,分别叫坐骨大切迹和坐骨小切迹。从坐骨体的下部向内上伸出坐骨支,与耻骨下支相连。

(2) 耻骨分体及上、下支:耻骨体构成髋臼的前下部,它和髂骨体结合部的上面有髂耻隆起。耻骨体向前内移行为耻骨上支,耻骨上支的末端弯向外下,形成耻骨下支。耻骨上支的上缘钝利,叫耻骨梳,其后端与弓状线相续,向前终于圆形的耻骨结节。耻骨上、下支移行部的内侧面有长圆形的耻骨联合面。

2.2 股骨

股骨上端朝向内上方,其末端有球状的股骨头,与髋臼相关节。在股骨头关节面的中心稍下方处有股骨头凹。股骨头外下方的狭细部叫股骨颈,颈以下为股骨体。在股骨颈与股骨体相接处有两个隆起,外上方的称大转子,内下方的叫小转子,两转子之间,在后面有粗糙的转子间嵴,前方为转子间线。

股骨体略弓向前。其后面中部有一纵行的粗线。粗线上端的外上方有较粗糙的臀肌粗隆。

下端膨大,并向后突出,形成内侧髁和外侧髁。两髁后部之间的凹陷叫髁间窝。两髁侧面的最突出部分别叫内上髁和外上髁。

2.3 髌骨

髌骨略呈三角形,尖向下。前面粗糙,后面光滑,与股骨内、外侧髁的前面相对。

2.4 胫骨

胫骨上端粗大,形成内侧髁和外侧髁,分别与股骨的内、外侧髁相对。两髁的关节面之间有髁间隆起。上端与体移行部的前面,有粗糙的胫骨粗隆。胫骨体呈三棱柱形,较锐的前缘和平滑的内侧面直接位于皮下,外侧缘有小腿骨间膜附着,称骨间缘。后面上分有斜向下内的比目鱼肌线。

胫骨体后面上、中 1/3 交界处附近,有向上开口的滋养孔。胫骨下端稍膨大,其内下方有一突起,称内踝。下端的下面和内踝的外侧面有关节面与距骨相关节。下端的外侧面有腓切迹与腓骨相接。内踝可在体表扪到。外侧髁后下方有腓关节面与腓骨头相关节。内、外侧髁和胫骨粗隆于体表均可扪到。

2.5 腓骨

腓骨上端粗大,称腓骨头。下端大而略扁,称外踝。

2.6 跗骨

跗骨观察串连的足骨标本或人体骨架标本。跗骨共 7 块。近侧列在上方的叫距骨,与胫骨和腓骨的下端相关节,其后端的短突称距骨后突。距骨下方的叫跟骨。跟骨后部粗糙隆凸,叫跟骨结节。跟骨的上面内侧缘有扁突,称载距突。远侧列自内侧向外侧依次为内侧楔骨、中间楔骨、外侧楔骨和骰骨。在距骨和三块楔骨之间的叫足舟骨,它的内侧缘有向下突出的舟骨粗隆。

2.7 跖骨

跖骨共 5 块。由内侧向外侧依次为第 1、2、3、4、5 跖骨,每一跖骨都可分为底,体、头三部。底接跗骨,头接趾骨,头、底之间的部分称为体。第 5 跖骨底的外侧面隆起,称为第 5 跖骨粗隆。

2.8 趾骨

趾骨共 14 块。除姆趾为两节外,其他各趾都是 3 节。

下肢骨观察完毕后,对照人体骨架标本,在活体上摸辨以下诸骨性标志:髂嵴,髂前上棘,髂结节,坐骨结节,耻骨结节,大转子,股骨内、外上髁,髌骨,胫骨内、外侧髁,胫骨粗隆,胫骨前缘,内踝,腓骨头,外踝,跟骨结节。

回顾与思考	如何正确地确定四肢骨的方位(对四肢骨,同时要求辨认其侧别)?应用解剖学术语描述它们的形态。
作业	四肢骨实验报告

四、骨连结实验

实验项目	骨连结实验
实验目的	1. 掌握：肩关节、肘关节、髋关节、膝关节的组成、结构、特点和运动。 2. 熟悉腕关节、踝关节的组成、结构、特点和运动。 3. 了解骨连结的类型及特点。
实验要点	1. 关节的构造。 2. 脊柱的各类骨连结。 3. 上肢各骨连结的构造 4. 下肢各骨连结的构造。 5. 颞下颌关节的组成和构造。
实验材料	1. 关节标本。 2. 椎骨连结的解剖标本。 3. 上肢各骨连结的解剖标本。 4. 下肢各骨连结的解剖标本。 5. 颞下颌关节标本。

实验内容及方法：

1. 骨连结

骨连结分直接连结与间接连结两类，其中以间接连结（关节）为最重要，它是骨连结发展的高级形式。

1.1 关节的基本构造

取切开关节囊的肩关节标本进行观察。

连结关节两骨的结缔组织囊即关节囊，囊的外层，纤维发达，称纤维层；翻开关节囊，可见薄而光滑的内层，即滑膜层。内、外两层紧密相贴。关节囊附着于关节两骨关节面的周缘或其附近。关节面即关节两骨的邻接面，一凸一凹，表面都覆有关节软骨。关节囊和关节软骨所围成的密闭腔隙叫关节腔。

1.2 关节的辅助结构

（1）韧带：取关节囊前、后壁都已切开的膝关节标本进行观察。膝关节的韧带，多数为关节囊的纤维层局部增厚所形成，纤维呈纵行排列，在囊的前壁有股四头肌延续而成的髌韧带；外侧壁有腓侧副韧带，为囊外韧带，从股骨外上髁连至腓骨头；内侧有胫侧副韧带，为囊韧带。翻起关节囊的前、后壁，可见两骨之间有两条互相交叉的圆索状结构，其中从股骨髁间窝外侧壁连至胫骨髁间隆起前方的为前交叉韧带，从髁间窝内

12

侧壁连至髁间隆起后方的为后交叉韧带。

（2）半月板：观察略屈的膝关节标本。位于关节两骨之间的两片半月形软骨即半月板，其中位于股骨、胫骨内侧髁之间为内侧半月板，呈"C"字形；位于股、胫两骨外侧髁之间的为外侧半月板，呈"O"字形。用镊子轻轻略提半月板，可见它上凹下平，因而使两骨关节面的形状更为适应。半月板只存在于膝关节。

（3）关节盘：取关节囊外侧壁已切除的颞下颌关节标本观察。位于构成关节两骨之间的圆盘状结构即为关节盘。它的周缘附着于关节囊，从而把关节腔分为上、下两部分。关节盘也较少见。

2. 椎骨的连结

取脊柱腰段正中矢状切标本、脊柱腰段切除1～2个椎弓的标本、脊柱腰段切除1～2个椎体的标本和脊柱颈段的骨连结标本，观察以下结构：

2.1 椎间盘

椎间盘呈盘状，连结相邻的两个椎体。其周围部称纤维环，由多层纤维软骨构成；中央部为髓核，是有弹性的胶状物质。观察椎间盘的后外侧部与椎间孔的位置关系。

2.2 韧带

（1）前纵韧带和后纵韧带：分别位于椎体和椎间盘的前方和后方。

（2）棘上韧带和项韧带：棘上韧带连于棘突的末端，较细长，至项部则变宽，成为片状的项韧带。

（3）黄韧带：连结相邻的椎弓板。

（4）棘间韧带：连结于相邻的棘突之间。注意观察它与黄韧带和棘上韧带的位置关系。

2.3 关节

（1）关节突关节：由相邻椎骨的上、下关节突构成。

（2）寰枢关节：由寰椎和枢椎构成。

3. 上肢骨的连结

3.1 胸锁关节

这是上肢与躯干相连的唯一关节。在切除关节囊前壁的胸锁关节标本中，观察：①胸锁关节的组成；②关节腔内的关节盘。

3.2 肩锁关节

由锁骨的肩峰端和肩胛骨的肩峰构成。

3.3 肩关节

取关节囊外表附有部分肌和肌腱的肩关节标本和关节囊前壁（或后壁）的纵切标本，观察：①肩关节的组成；②二骨关节面形态和大小的差别；③关节囊的结构特点；④验证肩关节的运动。

回答以下问题：①肩关节的运动灵活，其形态学因素是哪些？②肩关节发生脱位时，肱骨头多易从下方脱出的原因是什么？

肩关节由肱骨头与肩胛骨关节盂构成，也称盂肱关节，是典型的球窝关节。近似圆球的肱骨头和浅而小的关节盂,虽然关节盂的周缘有纤维软骨构成的盂唇来加深关节窝,仍仅能容纳关节头的1/4～1/3。肩关节的这种结构形状增加了运动幅度,但也降低了关节的稳定性,因此,关节周围的肌肉、韧带对其稳固性起重要作用。

肩关节囊薄而松弛,其肩胛骨端附着于关节盂的周缘,肱骨端附于肱骨解剖颈,在内侧可达肱骨外科颈。关节囊的滑膜层可膨出形成滑液鞘或滑膜囊,以利于肌腱的活动。肱二头肌长头腱就在结节间滑液鞘内穿过关节囊。

关节囊的上壁有喙肱韧带,从喙突根部至肱骨大结节前面,与冈上肌腱交织在一起并融入关节囊的纤维层。囊的前壁和后壁也有数条肌腱的纤维加入,以增加关节的稳固性。囊的下壁最为薄弱,故肩关节脱位时,肱骨头常从下份滑出,发生前下方脱位。

肩关节为全身最灵活的关节,可作三轴运动,即冠状轴上的屈和伸,矢状轴上的收和展,垂直轴上旋内、旋外及环转运动。臂外展超过40°～60°角时,常伴随胸锁与肩锁关节的运动及肩胛骨的旋转运动,继续抬高可达180°。

3.4 肘关节

取关节囊前、后壁横行切开,和经鹰嘴矢状面锯开的两种肘关节标本进行观察。

(1)肘关节包括肱桡关节、肱尺关节和桡尺近侧关节,分别观察它们各自的组成。

(2)上述三关节有一个共同的关节囊,注意观察关节囊在各骨上的附着部位。

(3)关节囊的两侧壁分别有尺侧副韧带和桡侧副韧带增强,但前、后壁则均较薄而松弛。

(4)寻认环绕桡骨头的桡骨环状韧带,并验证它的功能。

(5)验证肘关节的功能。肱骨内、外上髁和尺骨鹰嘴都易在体表扪及。当肘关节伸直时,此3点位于一条直线上,当肘关节屈至90°时,此3点的连线构成一尖端朝下的等腰三角形。肘关节发生脱位时,鹰嘴移位,3点位置关系发生改变。而肱骨髁上骨折时,3点位置关系不变。

3.5 前臂骨的连结

包括桡尺近侧关节、前臂骨间膜和桡尺远侧关节。桡尺近侧关节在肘关节中已观察,现只观察前臂骨间膜和桡尺远侧关节。

(1)前臂骨间膜:是连结桡、尺二骨骨间缘的结缔组织膜。

(2)桡尺远侧关节:取桡尺远侧关节和手关节额状切面标本,观察:①桡尺远侧关节的组成;②关节腔的远侧有一片三角形的关节盘,借此与桡腕关节的关节腔相分隔。

验证前臂骨连结的运动。

3.6 手关节

取手关节的额状切面标本,观察下列各关节的组成,并验证其运动:①桡腕关节;②腕骨间关节;③腕掌关节;④掌指关节;⑤指骨间关节。

4. 下肢骨的连结

4.1 髋骨

髋骨的连结取骨盆标本并对照人体骨架标本观察。髋骨的后部借骶髂关节及韧带与骶骨相连,前部借耻骨联合与对侧髋骨互相连结。两侧髋骨与骶、尾骨借这些连结形成骨盆。

(1) 骶髂关节:由髋骨和骶骨的耳状面构成。关节囊厚而紧张。

(2) 韧带:①骶结节韧带:自骶、尾骨的外侧缘至坐骨结节;②骶棘韧带:自骶、尾骨的外侧缘至坐骨棘。在上述二韧带与坐骨之间,查看坐骨大孔和坐骨小孔的围成。

(3) 耻骨联合:连结两侧髋骨的耻骨联合面。检查骶髂关节和耻骨联合的运动功能。

(4) 骨盆,观察:①骨盆的组成;②大小骨盆的分界;③小骨盆上口的围成;④小骨盆下口的围成;⑤耻骨弓的构成。

在男、女性骨盆标本或模型上比较以下差别:①小骨盆上口的形状;②小骨盆下口的宽窄;③骨盆腔的形状;④耻骨下角的大小。

(5) 髋关节:取关节囊完整的和已切开的两类髋关节标本,观察:①髋关节的组成;②二骨关节面的形态和大小的差别;③关节囊厚而坚韧,注意观察它在股骨颈前、后面上附着部位的差别;④髂股韧带的位置,作髋关节的屈、伸运动,以验证髂股韧带的功能;⑤连于股骨头和髋臼之间的股骨头韧带。

验证髋关节的运动:髋关节的运动类型与肩关节相同,为什么它的运动幅度远不如肩关节? 髋关节可作三轴的屈、伸、展、收、旋内、旋外以及环转运动。由于股骨头深藏于髋臼内,关节囊相对紧张而坚韧,又受多条韧带限制,其运动幅度远不及肩关节,但具有较大的稳固性,以适应其承重和行走的功能。

4.2 膝关节

取关节囊前壁向下翻开、后壁横行切开的膝关节标本,观察:①膝关节的组成;②关节囊宽阔,周围有韧带增强,注意股四头肌腱内的髌骨和髌韧带的位置;③向下翻开关节囊的前壁,观察髌骨下方两侧的滑膜襞和探查髌骨上方的髌上囊;④前后交叉韧带的位置和附着;⑤内外侧半月板的位置和形态。

验证膝关节的运动。

4.3 小腿骨的连结

取小腿骨连结标本,观察:①胫腓关节的组成;②小腿骨间膜的附着部位;③胫、腓骨下端的纤维连结。

检查小腿骨连结的运动。

4.4 足关节

取足关节标本,观察:①踝关节的组成;②关节囊的前、后壁都较薄而松弛,两侧分别有内侧韧带和外侧韧带增强。

其他的足关节,如跗骨间关节、跗跖关节、跖趾关节和足趾间关节等,韧带都比较发达,连结牢固。

检查各足关节的运动。

5. 颞下颌关节

取关节囊外侧壁已切除的颞下颌关节标本,观察:①颞下颌关节的组成;②关节囊在颞骨上的附着范围;③关节盘的形态,以及它与关节腔的关系。

回顾与思考	1. 在髋关节标本上,指出关节的基本构造和有关的辅助结构。 2. 对照标本,熟练辨认和系统描述下列各关节的构造和功能:肩关节,肘关节,桡腕关节,腕关节,髋关节,膝关节,距小腿关节和颞下颌关节。 3. 比较:肩关节与髋关节;肘关节与膝关节;桡腕关节和距小腿关节(踝关节)在构造上和功能上的异同。
作业	骨连结实验报告

五、肌学实验

实验项目	肌学实验
实验目的	1. 掌握:胸大肌、胸锁乳突肌、膈、三角肌、肱二头肌、肱三头肌、臀大肌、股四头肌、缝匠肌、小腿三头肌的位置和起止作用;腹股沟管的构成和结构。 2. 熟悉:咬肌、颞肌、斜方肌、背阔肌、竖脊肌、髂腰肌、梨状肌的位置、起止和作用;腹肌前外侧群的名称、层次及纤维方向。 3. 了解:肋间肌、枕额肌、颊肌的位置和作用;前臂屈、伸肌群的名称和位置排列关系;小腿、足肌的分群和作用。
实验要点	1. 肌的分类、构造、起止点和辅助装置。 2. 背肌的位置和分群。斜方肌、背阔肌的位置和起止点,竖脊肌的位置。 3. 颈肌的位置和分群。胸锁乳突肌的位置。 4. 胸肌的组成和各肌的位置。胸大肌和前锯肌的起止点。 5. 膈的位置和构造特点。 6. 腹前外侧壁各肌的位置、层次和结构特点。 7. 腹直肌鞘和腹股沟管的形态。 8. 肛提肌的位置和形态。 9. 颞肌和咬肌的位置。 10. 上肢带肌的组成和各肌的位置。三角肌的起止点。 11. 臂肌的组成和各肌的位置。肱二头肌和肱三头肌的起止点。腋窝的位置和构成。 12. 前臂肌的分群。各肌的位置和起止概况。肘窝的位置和构成。 13. 手肌中间群各肌的位置。 14. 髂腰肌和臀大肌的位置和起止点。梨状肌的位置。 15. 股肌的分群,前群肌的组成和各肌的起止概况。股三角的位置和境界。 16. 小腿肌的分群和各肌的位置。腘窝的位置和境界。
实验材料	1. 上肢或下肢的横切面标本。 2. 腱滑液鞘色素灌注标本。 3. 躯干肌标本。 4. 膈的标本。

实验材料	5. 腹壁横切面标本。 6. 盆底肌标本。 7. 面肌标本。 8. 咀嚼肌标本。 9. 上肢肌标本。 10. 下肢肌标本。

实验内容及方法：

1. 肌的形态、构造和起止点

在四肢肌、躯干肌和面肌标本上：①观察长肌、短肌、扁肌和轮匝肌的形态；②辨认肌腹、肌腱和腱膜。

在教师指导下，找出胸大肌和肱二头肌，根据确定起、止点的原则，查看它们的起点和止点。

2. 肌的辅助结构

2.1　筋膜

用四肢的横切面标本或层次解剖标本观察。

筋膜分浅、深两层：在皮肤深面含有多量脂肪的结缔组织层是浅筋膜，其深面色泽较浅、结构较致密的结缔组织层即深筋膜。深筋膜包裹肌、肌群和较大的血管、神经，其伸入肌群之间并附着于骨膜的部分叫肌间隔。

2.2　滑膜囊

取下肢肌标本，把臀大肌翻向外下，在臀大肌股与股骨大转子之间，查看囊壁十分光滑的滑膜囊。

2.3　腱滑膜鞘

取手部或足部的腱膜鞘色素灌注标本观察。

由于鞘内已充满色素，故色素所在的部位和它所显示的外形，即为腱滑膜鞘的所在部位和它的外形。鞘壁很薄，包被在色素表面的外层，常不易看清。

3. 头肌

3.1　面肌

取面肌标本观察。

面肌为扁薄的皮肌，位置浅表，大多起自颅骨的不同部位，止于面部皮肤，主要分布于面部口、眼、鼻等孔裂周围，可分为环形肌和辐射肌两种，有闭合或开大上述孔裂的作用，同时牵动面部皮肤显示喜怒哀乐等各种表情，故面肌又叫表情肌。

3.1.1　枕额肌

枕额肌位于颅顶，阔而薄，左右各有一块枕额肌，它由两个肌腹和中间的帽状腱膜构成。前方的肌腹位于额部皮下称额腹，后方的肌腹位于枕部皮下，称枕腹。

注意观察帽状腱膜与其深层结构之间的连接关系（它们与颅部的皮肤和皮下组织

紧密结合共同组成头皮,与深部的骨膜隔以疏松的结缔组织。枕腹起自枕骨,额腹止于眉部皮肤。枕腹可向后牵拉帽状腱膜,额腹收缩时可提眉并使额部皮肤出现皱纹)。

3.1.2 眼轮匝肌

眼轮匝肌位于眼裂周围,呈扁椭圆形,分眶部、睑部、泪囊部。睑部纤维可眨眼,与眶部纤维共同收缩使眼裂闭合。泪囊部纤维可扩大泪囊,使囊内产生负压,以利泪液的引流。

3.1.3 口周围肌

人类口周围肌在结构上高度分化,形成复杂的肌群,包括辐射状肌和环形肌。

辐射状肌分别位于口唇的上、下方,能上提上唇、降下唇或拉口角向上、向下或向外。在面颊深部有一对颊肌,此肌紧贴口腔侧壁,可以外拉口角,并使唇、颊紧贴牙齿,帮助咀嚼和吸吮,与口轮匝肌共同作用,能做吹口哨的动作,故又叫吹奏肌。

环绕口裂的环形肌称口轮匝肌,收缩时闭口,并使上、下唇与牙贴紧。

3.1.4 鼻肌

鼻肌不发达,为几块扁薄小肌,分布在鼻孔周围,有开大或缩小鼻孔的作用。

3.2 咀嚼肌

取咀嚼肌标本观察。

咀嚼肌共4块,位于颞下颌关节的周围。其在下颌支外面的是咬肌,在颞窝内的是颞肌,在颞下窝内的是翼内肌和翼外肌。翼内肌紧贴下颌支的内面,其位置与咬肌相对,肌束的方向也与咬肌相同;翼外肌位置较高,肌束的方向接近横行。在紧咬上、下颌牙时,可在自己的下颌支表面和颞部触摸咬肌和颞肌的轮廓。

3.2.1 咬肌

咬肌起自颧骨和颧弓的下缘及内面,纤维斜向后下止于咬肌粗隆,收缩时上提下颌骨。

3.2.2 颞肌

颞肌起自颞窝,肌束如扇形向下会聚(前部纤维呈垂直位,后部纤维呈水平位),通过颧弓的深面,止于下颌骨的冠突,收缩时使下颌骨上提,后部纤维使下颌骨向后。

3.2.3 翼内肌

翼内肌起自翼窝,纤维方向同咬肌,止于下颌角内面的翼肌粗隆,收缩时上提下颌骨,并使其向前运动。

3.2.4 翼外肌

翼外肌在颞下窝内,起自蝶骨大翼的下面和翼突的外侧面,向后外止于下颌颈和颞下颌关节的关节盘等处。收缩时拉颞下颌关节的关节盘连同下颌头向前至关节结节的下方,作张口运动,一侧作用时使下颌移向对侧。

翼内肌和翼外肌由于闭口肌的力量大于张口肌的力量,所以,下颌关节的自然姿势是闭口。当肌肉痉挛或下颌神经受刺激时,表现为牙关紧闭或张口困难。

咀嚼运动:是下颌骨的上提、下降、前后、侧向运动的复合。在咀嚼时,咬肌、颞肌、翼内肌上提下颌,使上下颌磨牙互相咬合。

张口运动：一般是舌骨上肌群的作用，张大口时，翼外肌收缩，舌骨下肌群同时参与固定舌骨，协助舌骨上肌群的张口运动。

下颌骨的前引运动：由两侧翼外肌和翼内肌共同作用，使下颌切牙移至上颌切牙之前。颞肌的后部纤维作用相反，使下颌骨后退。

下颌骨的侧向运动：是一侧翼外肌、翼内肌的共同作用，翼外肌拉颞下颌关节的关节盘及下颌头向前，翼内肌使下颌骨移向对侧，而对侧的下颌骨在原位绕垂直轴轻度旋转。在两侧翼内、翼外肌交替作用下，形成下颌骨的两侧运动，即研磨运动。

4. 颈肌

颈以斜方肌前缘分为前后两部，前部为狭义的颈，后部为项部。颈肌可依其所在位置分为颈浅肌和颈外侧肌、颈前肌、颈深肌3组。

4.1 颈浅肌和颈外侧肌

颈浅肌和颈外侧肌位于颈部浅层。

4.1.1 颈阔肌

颈阔肌位置最表浅，薄而宽阔，起自胸大肌和三角肌表面的筋膜，向上止于口角，可拉口角向下，并使颈部皮肤出现皱折。

4.1.2 胸锁乳突肌

向上掀起颈阔肌，检查胸锁乳突肌。该肌位于颈部的外侧面，在胸锁关节至乳突的连线上，是颈部最粗大的肌肉。在活体观察它的体表位置，当头部向一侧微倾而面部转向对侧时，可形成明显的隆起。该肌起自胸骨柄前面和锁骨的胸骨端，二头会合斜向后上方，止于颞骨的乳突。

作用：一侧肌收缩使头向同侧倾斜，脸转向对侧；两侧收缩可使头后仰。该肌最主要的作用是维持头正常的位置，端正姿势以及使头在水平方向上从一侧到另一侧，分别向两侧的观察事物运动。一侧病变使肌挛缩时，可引起斜颈。

4.2 颈前肌

颈前肌位于颈前部中线的两侧。

在舌骨以上的是舌骨上肌群，构成口腔的下壁，每侧4块（二腹肌下颌舌骨肌茎突舌骨肌颏舌骨肌）。

舌骨上肌群的作用：当舌骨固定时，下颌舌骨肌、颏舌骨肌和二腹肌前腹均能拉下颌骨向下而张口。吞咽时，下颌骨固定，舌骨上肌群收缩上提舌骨，使舌升高，推挤食团入咽，并关闭咽峡。

4.2.1 二腹肌

二腹肌在下颌骨的下方，分前、后二腹。前腹起自下颌骨二腹肌窝，斜向后下方；后腹起自乳突内侧，斜向前下；两个肌腹以中间腱相连，中间腱借筋膜形成的滑车系于舌骨。

4.2.2 下颌舌骨肌

下颌舌骨肌为二腹肌前腹深部的三角形扁肌，起自下颌骨体内面，止于舌骨体，与对侧下颌舌骨肌会合于正中线，组成口腔底，上提舌骨。

4.2.3 茎突舌骨肌

茎突舌骨肌居二腹肌后腹之前上并与之伴行,起自茎突,止于舌骨。

4.2.4 颏舌骨肌

颏舌骨肌在下颌舌骨肌深面,起自颏棘,止于舌骨。

在舌骨以下的是舌骨下肌群。舌骨下肌群位于喉和气管的前方,每侧4块,各肌都以其起止点命名,它们排成浅、深两层,可依次检查:浅层是胸骨舌骨肌和肩胛舌骨肌,深层是胸骨甲状肌和甲状舌骨肌。

4.2.5 胸骨舌骨肌

胸骨舌骨肌为薄片带状肌,在颈部正中线的两侧。

4.2.6 肩胛舌骨肌

肩胛舌骨肌在胸骨舌骨肌的外侧,为细长带状肌,分为上腹、下腹,由位于胸锁乳突肌下部深面的中间腱相连。

4.2.7 胸骨甲状肌

胸骨甲状肌在胸骨舌骨肌深面。

4.2.8 甲状舌骨肌

甲状舌骨肌在胸骨甲状肌的上方,被胸骨舌骨肌遮盖。

舌骨下肌群的作用:下降舌骨和喉,甲状舌骨肌在吞咽时可提喉使之靠近舌骨。

4.3 颈深肌群

颈深肌群紧邻脊柱颈段,故以移除喉和气管等结构的颈肌标本来观察较为理想。其中位于脊柱颈段前方的是内群侧,由数块长短不一的肌肉组成,有头长肌和颈长肌等,合称椎前肌。椎前肌收缩能屈头、屈颈。

在椎前肌的外侧有3块自颈椎至第1肋的前、中斜角肌和至第2肋后斜角肌。注意观察斜角肌间隙的位置。前、中斜角肌与第1肋之间的空隙为斜角肌间隙,有锁骨下动脉和臂丛神经通过。前斜角肌肥厚或痉挛可压迫这些结构,产生相应症状,称前斜角肌综合征。

颈深肌群作用:一侧肌收缩,使颈侧屈;两侧肌同时收缩可上提第1、2肋助深吸气。如肋骨固定,则可使颈前屈。

4.4 颈部筋膜

颈部筋膜较为复杂,可分为颈浅筋膜和颈深筋膜。颈浅筋膜与身体其他部分的浅筋膜延续,包绕颈阔肌。其深面的颈深筋膜,称颈筋膜,可分为浅、中、深3层。

4.4.1 颈筋膜浅层

颈筋膜浅层又称封套筋膜,向后附着于颈椎的棘突,包绕斜方肌和胸锁乳突肌,形成两肌的肌鞘,向前与对侧会合于颈部正中线,并紧密贴附于舌骨。

该筋膜在下颌下腺和腮腺区分两层,分别包绕此两腺,称为下颌下腺囊和腮腺囊。在舌骨下方、胸锁乳突肌的深面,又分两层包绕舌骨下肌群各肌,形成舌骨下肌筋膜鞘,向下附于胸骨柄和锁骨。

4.4.2 颈筋膜中层

颈筋膜中层又称气管前筋膜或内脏筋膜,较薄而疏松,在舌骨下肌群深面,包绕颈部诸器官,并形成甲状腺鞘,即假被膜(囊)。该筋膜向两侧延续,包裹颈总动脉、颈内动脉、颈内静脉和迷走神经,形成颈动脉鞘。

4.4.3 颈筋膜深层

颈筋膜深层又称椎前筋膜,覆盖在椎前肌和斜角肌的前方,构成颈外侧区的底,向下与胸内筋膜相续,两侧包被臂丛及锁骨下动脉向腋腔延伸构成腋鞘。

5. 躯干肌

取躯干肌标本观察。

实验用的软组织标本,都是预先制作好的,在制作标本时,浅层肌多已被切断,故在观察前,都必须先将切断的肌一一对位整齐,以便观察。

5.1 背肌

背肌位于躯干的背面。分浅、深两群,浅群上部为斜方肌,下部为背阔肌;深群主要有竖脊肌。

5.1.1 斜方肌

斜方肌位于项背部,观察时,应同时注意其上、中、下三部肌束的方向及其止点的差别。该肌起自上项线、枕外隆凸、项韧带、第7颈椎和全部胸椎的棘突,上部的肌束斜向外下方,中部的平行向外,下部的斜向外上方,止于锁骨的外侧1/3部分、肩峰和肩胛冈。可使肩胛骨向脊柱靠拢,上部肌束可上提肩胛骨,下部肌束使肩胛骨下降。如果肩胛骨固定,一侧肌收缩使颈向同侧屈、脸转向对侧,两侧同时收缩可使头后仰。该肌瘫痪时,产生"塌肩"。

5.1.2 背阔肌

背阔肌位于背下部和胸后外侧部,观察时,应注意其肌束的方向和止点对肩关节垂直轴的位置关系,并同时在活体上摸辨它的下缘。以腱膜起自下6个胸椎的棘突、全部腰椎的棘突、骶正中嵴及髂嵴后部等处,肌束向外上方集中,经肱骨的内侧至其前方,以扁腱止于肱骨小结节嵴。可使肱骨内收、旋内和后伸。当上肢上举固定时,可引体向上。

5.1.3 肩胛提肌

肩胛提肌在项部两侧、翻起斜方肌,观察该肌起自上4个颈椎的横突,止于肩胛骨的上角。可上提肩胛骨,并使肩胛骨下角转向内,如肩胛骨固定,可使颈向同侧屈曲。

5.1.4 菱形肌

翻起斜方肌,在其中部的深面,可发现菱形肌为菱形的扁肌,起自第6、7颈椎和第1~4胸椎的棘突,纤维行向下外,止于肩胛骨的内侧缘。可牵引肩胛骨向内上并向脊柱靠拢。

5.1.5 竖脊肌

注意:①竖脊肌的位置;②在紧靠竖脊肌下部的外侧,查看胸腰筋膜深层的切断线(在制作标本翻起背阔肌时被切断),体会胸腰筋膜对竖脊肌的关系。

翻开斜方肌和背阔肌,在脊柱棘突的两侧检查竖脊肌。该肌起自骶骨背面和髂嵴的后部,向上分出三群肌束,沿途止于椎骨和肋骨,向上可到达颞骨乳突。可使脊柱后伸和仰头,一侧收缩使脊柱侧屈。

6. 胸肌

6.1 胸大肌

注意观察它与肩关节垂直轴的位置关系,并在活体上摸辨它的下缘。

胸大肌位于胸前壁浅层。起自锁骨内侧半、胸骨和第1~6肋软骨等处,肌束向外上移行为扁腱,止于肱骨大结节嵴。可使肩关节内收、旋内和前屈。如上肢固定,可上提躯干,与背阔肌一起完成引体向上的动作,也可提肋助吸气。

6.2 胸小肌

翻开胸大肌,即见呈长三角形的胸小肌。起自第3~5肋骨,止于肩胛骨的喙突。可拉肩胛骨向前下方。当肩胛骨固定时,可上提肋以助吸气。

6.3 前锯肌

观察胸廓侧壁,为宽大的扁肌,以8~9个肌齿起自上位8~9肋骨的外面,肌束沿胸壁斜向后上内方,经肩胛骨的前方,止于肩胛骨的内侧缘和下角。可拉肩胛骨向前和紧贴胸廓,下部肌束使肩胛骨下角旋外,助臂上举,当肩胛骨固定时,可上提肋骨助深吸气。

6.4 肋间肌

肋间肌位于肋间隙内,分两层,浅层为肋间外肌,深层为肋间内肌。注意观察二肌肌束方向的差别。肋间外肌起自肋骨下缘,肌束斜向前下,止于下一肋骨的上缘,可提肋,使胸廓纵径及横径皆扩大,以助吸气。肋间内肌位于肋间外肌的深面,起自下位肋骨的上缘,肌束方向斜向后上,止于上位肋骨的下缘,可降肋助呼气。

7. 膈

用膈的解剖标本观察:位于胸腔和腹腔之间,为穹窿形扁肌。起于胸廓下口的周缘,肌束向内上移行为中心腱。

膈有3个孔:位于第12胸椎前方的是主动脉裂孔,有主动脉和胸导管通过;约平第10胸椎,主动脉裂孔的左前方为食管裂孔,有食管和迷走神经通过;约平第8胸椎,食管裂孔右前上方中心腱内的是腔静脉孔,有下腔静脉通过。

8. 腹肌

同时选择腹前外侧壁、后壁结合腹壁横切面标本观察。

8.1 腹外斜肌

腹外斜肌位于腹前外侧壁的浅层,其后部为肌性,前部为腱膜。

观察:①肌束的方向;②肌束与腱膜的移行部位,并以髂前上棘,以及肋弓和腹直肌外侧缘的交点为标志,在体表划出其大致部位;③腱膜与腹直肌鞘的关系;④腱膜下缘增厚形成的腹股沟韧带及韧带两端的附着部位;⑤在耻骨结节外上方的腹股沟管浅环及通过此环的精索(女性为子宫圆韧带)。

腹外斜肌起自下位8个肋骨的外面,与前锯肌、背阔肌的肌齿交错,肌纤维斜向前下,后部肌束向下止于髂嵴前部,其余肌束向内移行于腱膜,经腹直肌的前面,并参与构成腹直肌鞘的前层,至腹正中线终于白线。

腹外斜肌腱膜的下缘卷曲增厚连于髂前上棘与耻骨结节之间,称为腹股沟韧带。腹股沟韧带的内侧端有一小束腱纤维向下后方反折至耻骨梳,称为腔隙韧带(陷窝韧带),腔隙韧带延伸并附于耻骨梳的部分称为耻骨梳韧带(即 Cooper 韧带),腹股沟韧带和耻骨梳韧带都是腹股沟疝修补术时用来加强腹股沟管壁的重要结构。在耻骨结节外上方,腱膜形成三角形的裂孔,为腹股沟管浅(皮下)环。

8.2 腹内斜肌

腹内斜肌位于腹外斜肌的深面。

观察:①各部肌束的方向;②肌束与腱膜的移行部在体表的对应部位;③腱膜与腹直肌鞘的关系;④下部肌束在腹股沟韧带上的起始范围。

起始于胸腰筋膜、髂嵴和腹股沟韧带的外侧 1/2,肌束呈扇形,即后部肌束几乎垂直上升止于下位 3 个肋骨,大部分肌束向前上方延为腱膜,在腹直肌外侧缘分为前、后两层包裹腹直肌,参与构成腹直肌鞘的前层及后层,在腹正中线终于白线。

腹内斜肌下部起于腹股沟韧带的肌束行向前下,越过精索前面,延为腱膜,与腹横肌的腱膜会合形成腹股沟镰或称联合腱,止于耻骨梳的内侧端及耻骨结节附近。腹内斜肌的最下部发出一些细散的肌纤维,包绕精索、睾丸和阴囊,称为提睾肌,收缩时可上提睾丸。此肌虽属骨骼肌,但不受意志支配。在女性,该肌非常薄弱,仅少许纤维沿子宫圆韧带表面下降,相当于男性提睾肌外侧部的纤维。

8.3 腹横肌

腹横肌位于腹内斜肌的深面。

观察:①肌束的方向;②肌束与腱膜的移行部在体表的对应部位;③下部肌束在腹股沟韧带上的起始范围;④腱膜下缘的内侧部与腹内斜肌的相应部分结合所形成的腹股沟镰;⑤下缘肌束与腹内斜肌的相应部分所形成的提睾肌;⑥贴于腹横肌内面的腹横筋膜,只要求观察腹横肌下缘与腹股沟韧带之间的部分;⑦在腹壁内面,约相当于腹股沟韧带中点上方 1 横指处,查看腹横筋膜形成的腹股沟管深环。

腹横肌起自下 6 个肋软骨的内面、胸腰筋膜、髂嵴和腹股沟韧带的外侧 1/3,肌束横行向前延为腱膜,腱膜越过腹直肌后面参与组成腹直肌鞘后层,上部的腱膜经腹直肌后面,下部的腱膜经腹直肌前面,止于白线。腹横肌最下部的肌束和腱膜下缘的内侧部分分别参与构成提睾肌和腹股沟镰。

观察腹股沟管的形态结构和内容物,并在体表划出它的投影部位。腹股沟管为男性精索或女性子宫圆韧带所通过的一条肌和腱之间的裂隙,位于腹前外侧壁的下部,在腹股沟韧带内侧半的上方,由外上斜贯向内下,长约 4.5 cm。管的内口称腹股沟管深(腹)环,在腹股韧带中点上方约 1.5 cm 处,为腹横筋膜向外的突口,其内侧有腹壁下动脉。管的外口即腹股沟管浅(皮下)环。

腹股沟管有 4 个壁,前壁是腹外斜肌腱膜和腹内斜肌;后壁是腹横筋膜和腹股沟镰;上壁为腹内斜肌和腹横肌的弓状下缘;下壁为腹股沟韧带。

8.4 腹直肌

腹直肌位于腹前壁中正线两侧,外包腹直肌鞘。翻开腹直肌鞘的前层。

观察:①腹直肌腱划的形态、位置和数目,腹直肌的后面无腱划存在;②腱划与腹直肌鞘前层的关系;③腹直肌鞘后层的形态,半环线的位置;④半环线以下,与腹直肌后面相贴的是腹横筋膜。

在腹壁的横切面标本上观察腹壁的 3 层扁肌与腹直肌鞘的关系。观察结果:腹直肌上宽下窄,起自耻骨联合和耻骨嵴,肌束向上止于胸骨剑突和第 5~7 肋软骨的前面。肌的全长被 3~4 条横行的腱划分成几个肌腹,腱划系结缔组织构成,与腹直肌鞘的前层紧密结合。在腹直肌的后面,腱划不明显,未与腹直肌鞘的后层愈合,所以腹直肌的后面是完全游离的。

腹直肌鞘包绕腹直肌,由腹前外侧壁 3 块扁肌的腱膜形成。鞘分前、后两层,前层由腹外斜肌腱膜与腹内斜肌腱膜的前层构成;后层由腹内斜肌腱膜的后层与腹横肌腱膜构成。在脐以下 4~5 cm 处 3 块扁肌的腱膜全部转到腹直肌的前面构成腹直肌鞘的前层,使后层缺如,因此,腹直肌鞘的后层由于腱膜中断而形成一凸向上方的弧形边界线称弓状线或半环线,此线以下腹直肌后面与腹横筋膜相贴。

白线位于腹前壁正中线上,为左右腹直肌鞘之间的隔,由两侧三层扁肌腱膜的纤维交织而成,上方起自剑突,下方止于耻骨联合。白线坚韧而少血管,上部较宽,约 1 cm,自脐以下变窄成线状。约在白线的中点有疏松的疤痕组织区即脐环,在胎儿时期,有脐血管通过,为腹壁的一个薄弱点。

8.5 腰方肌

腰方肌位于腹后壁脊柱两侧,其内侧有腰大肌,其后方有竖脊肌,腰方肌的前后面为胸腰筋膜的深层和中层所包裹,并与其他肌肉相分割,该肌起自髂嵴的后部,向上止于第 12 肋和第 1~4 腰椎横突。

9. 盆底肌

取盆底肌标本或模型观察。

9.1 肛提肌

封闭小骨盆下口的大部分。它起自小骨盆腔前壁的内面和外侧壁的内面,肌束行向后内,止于直肠壁、阴道壁和尾骨尖。肛提肌以及覆盖在它上、下面的筋膜,共同形成盆膈。盆腔中部有直肠穿过。

9.2 会阴浅横肌

会阴浅横肌起自两侧的坐骨结节,止于会阴中心腱。

9.3 会阴深横肌和尿道括约肌

前者封闭小骨盆下口的前下部,肌束横行附着于两侧和坐骨支;后者位于前者的前方,男性环绕在尿道周围,女性环绕在尿道和阴道周围。二肌与其上、下两面的筋膜共同形成尿生殖膈。

10. 上肢肌

取上肢肌标本观察,注意各肌的名称、位置及起止点。

10.1 上肢带肌

上肢带肌位于肩关节周围。

10.1.1 三角肌

三角肌位于肩部,它起于锁骨的外侧份,肩峰和肩胛冈,从前、外、后三面包围肩关节,形成肩部圆隆的外形。止于三角肌粗隆。

10.1.2 肩胛下肌

肩胛下肌位于肩胛下窝内,起自肩胛下窝,肌束向上外经肩关节的前方,止于肱骨小结节。

10.1.3 冈上肌

冈上肌起于冈上窝,肌束向外经肩峰和喙肩韧带的下方,跨越肩关节,止于肱骨大结节的上部。

10.1.4 冈下肌

冈下肌起于冈下窝,肌束向外经肩关节后面,止于肱骨大结节的中部。

10.1.5 小圆肌

小圆肌位于冈下肌的下方,起自肩胛骨外侧缘上 2/3 的背侧面,止于肱骨大结节的下部。

10.1.6 大圆肌

大圆肌起自肩胛下角小圆肌的下方,肌束向上外方或经臂的内侧、肱三头肌长头的前面,止于肱骨小结节嵴。

10.2 臂肌

臂肌位于肱骨周围。

10.2.1 前群

(1)肱二头肌:可同时观察已切开关节囊的肩关节。呈梭形,起端有两个头,长头以长腱起自肩胛骨盂上结节,通过肩关节囊,经结节间沟下降;短头在内侧,起自肩胛骨喙突。两头在臂的下部合并成一个肌腹,向下移行为肌腱,止于桡骨粗隆。

(2)喙肱肌:在肱二头肌短头的后内方,起自肩胛骨喙突,止于肱骨中部的内侧。

(3)肱肌:位于肱二头肌深面,紧贴肱骨,起自肱骨体下半的前面,止于尺骨粗隆。

10.2.2 后群

肱三头肌位于臂的后部。起端有 3 个头:长头以长腱起自肩胛骨盂下结节,向下行经大、小圆肌之间;外侧头与内侧头分别起自肱骨后面桡神经沟的外上方和内下方的骨面,3 个头向下以一坚韧的肌腱止于尺骨鹰嘴。

在臂上部与胸外侧壁之间的椎体形腔隙叫腋窝,又称腋腔。辨认构成腋窝前壁、后壁、内侧壁和外侧壁各肌的名称。位于胸外侧壁与臂上部之间的锥形腔隙,由 4 壁、1 顶、1 底构成,供应上肢的血管、神经等由此通过。前壁为胸大肌、胸小肌;后壁为肩胛下肌、大圆肌和背阔肌;内侧壁为胸侧壁上部和前锯肌;外侧壁为肱骨、肱二头肌和喙肱肌;顶即腋窝的上口,由锁骨、第一肋和肩胛骨上缘围成;底由腋筋膜、浅筋膜和皮肤封闭。

10.3 前臂肌

前臂肌位于桡、尺骨的周围,分前、后两群,其中大多数都是长肌。肌腹位于前臂的近侧部,向远侧移行为细长的肌腱。检查指浅,深屈肌,桡、尺侧腕屈肌和旋前圆肌的止点,并寻求指屈肌、腕屈肌止点的规律。

10.3.1 前群

前群分浅、深两层。浅层肌共 6 块,自外侧向内侧,依次是肱桡肌、旋前圆肌、桡侧腕屈肌、掌长肌、指浅屈肌和尺侧腕屈肌。

浅层肌主要起自肱骨内上髁(除肱桡肌外),止点各不相同,其中肱桡肌止于桡骨茎突,旋前圆肌止于桡骨中部外侧面,桡侧腕屈肌止于第二掌骨底;指浅屈肌止于第 2～5 指中节指骨,掌长肌止于掌腱膜,尺侧腕屈肌止于豌豆骨。

深层肌共 3 块,其中在外侧的是拇长屈肌,位于外侧半,起自桡骨前面和前臂骨间膜,以长腱通过腕管和手掌,止于拇指远节指骨底。在内侧的是指深屈肌,位于内侧半,起自尺骨的前面和前臂骨间膜,向下分成 4 条肌腱,经腕管入手掌,在指浅屈肌腱的深面分别进入第 2～5 指的屈肌腱鞘,在鞘内穿经指浅屈肌腱二脚之间,止于远节指骨底。向两侧牵开上述二肌,可见位于桡、尺骨远侧部前方的旋前方肌。

肘关节前方的三角形凹窝称为肘窝。在标本上辨认肘窝的境界。外侧界为肱桡肌,内侧界为旋前圆肌,上界为肱骨内、外上髁之间的连线,窝内有血管、神经通过。

10.3.2 后群

后群也分浅、深两层。检查旋后肌,桡侧腕长、短伸肌,指伸肌和示指伸肌的止点,并寻求腕伸肌和指伸肌止点的规律。这些肌的肌腹多互相连接,但它们的肌腱各自分开,故据此仍可辨认。

1) 浅层肌 共 5 块,以一个共同的腱即伸肌总腱起自肱骨外上髁以及邻近的深筋膜,自桡侧向尺侧依次为:

(1) 桡侧腕长伸肌向下以其长腱至手背,止于第 2 掌骨底。

(2) 桡侧腕短伸肌在桡侧腕长伸肌的后内侧,止于第 3 掌骨底。

(3) 指伸肌肌腹向下移行为 4 条肌腱,经手背,分别到 2～5 指。在手背远侧部,掌骨头附近,4 条腱之间有腱间结合相连,各腱到达指背时向两侧扩展为扁的腱膜,称指背腱膜,止于中节和远节指骨底。

(4) 小指伸肌是一条细长的肌,附于指伸肌内侧,肌腱移行为指背腱膜,止于小指中节和远节指骨底。作用为伸小指。

(5) 尺侧腕伸肌止于第 5 掌骨底,作用为伸腕,使腕内收。

2) 深层肌 也有 5 块,从上外向下内依次为:

(1) 旋后肌位置较深,起自尺骨近侧,肌纤维斜向下外并向前包绕桡骨,止于桡骨上 1/3 的前面。其余 4 肌皆起自桡、尺骨和骨间膜的背面。

(2) 拇长展肌止于第 1 掌骨底。

(3) 拇短伸肌止于拇指近节指骨底。

(4) 拇长伸肌止于拇指远节指骨底。

(5) 示指伸肌止于示指的指背腱膜。

10.4 手肌

手肌分为外侧、中间和内侧3群。在手的掌侧面,查看手肌外侧群形成的鱼际和内侧群形成的小鱼际。中间群分两组,位于指深屈肌桡侧的4块是蚓状肌;提起指深屈肌腱,查看位于掌骨间隙内的骨间肌。

10.4.1 外侧群

外侧群较为发达,在手掌拇指侧形成一隆起,称鱼际,有4块肌,分浅、深两层排列。①拇短展肌位于浅层外侧;②拇短屈肌位于浅层内侧;③拇对掌肌位于拇短展肌的深面;④拇收肌位于拇对掌肌的内侧。

10.4.2 内侧群

内侧群在手掌小指侧,形成一隆起称小鱼际,有3块肌,也分浅、深两层排列。①小指展肌位于浅层内侧;②小指短屈肌位于浅层外侧;③小指对掌肌位于上述两肌深面。

10.4.3 中间群

中间群位于掌心,包括蚓状肌和骨间肌。

(1)蚓状肌:为4条细束状小肌,起自指深屈肌腱桡侧,经掌指关节桡侧至第2～5指的背面,止于指背腱膜。

(2)骨间肌:骨间掌侧肌3块,位于2～5掌骨间隙内,起自掌骨,分别经第2指的尺侧,第4～5指的桡侧,止于第2、4、5指的指背腱膜。骨间背侧肌4块,位于4个掌骨间隙的背侧,各有两头起自相邻骨面,止于第2指的桡侧、第3指的桡侧及尺侧、第4指尺侧的指背腱膜。

腕管位于腕部掌侧,由腕骨沟和屈肌支持带围成,屈指肌腱和正中神经从管内通过。

11. 下肢肌

取下肢肌标本观察。

11.1 髋肌

髋肌位于髋关节周围。

11.1.1 前群

前群包括髂腰肌和阔筋膜张肌。

(1)髂腰肌:位于髋关节的前内侧,由腰大肌和髂肌组成。腰大肌起自腰椎椎体的外侧面,髂肌起于髂窝,向下两肌会合,止于股骨小转子。

(2)阔筋膜张肌:位于大腿上部前外侧,起自髂前上棘,肌腹在阔筋膜两层之间,向下移行于髂胫束,止于胫骨外侧髁。

11.1.2 后群

后群位于臀部,又称臀肌,包括:

(1)臀大肌:位于臀部浅层。起自髂骨翼外面和骶骨的背面,止于股骨臀肌粗隆和髂胫束。

(2)臀中肌和臀小肌:臀中肌位于臀部的上外侧份,其下内侧部为臀大肌所覆盖。翻开臀中肌,其深面即为臀小肌。皆起自髂骨翼外面,肌束向下集中形成短腱,止于股骨大转子。

(3)梨状肌:位于臀大肌的深面,臀中肌和臀小肌的下方。起自盆内骶骨前面,肌束自内上斜向外下出坐骨大孔达臀部,止于股骨大转子。

(4)闭孔内肌:起自闭孔膜内面及其周围骨面,肌束向后集中成为肌腱,由坐骨小孔出骨盆转折向外,止于转子窝。此肌腱上下各有一块小肌,分别称作上孖肌、下孖肌,与闭孔内肌一起止于转子窝。闭孔内肌腱绕坐骨小切迹处,有一恒定的闭孔内肌腱下囊。

11.2 大腿肌

大腿肌位于股骨周围。

11.2.1 前群

前群位于大腿前部。

(1)缝匠肌:起自髂前上棘,肌束自外上向内下斜过股四头肌的表面,止于胫骨粗隆内侧的骨面。

(2)股四头肌:有4个头,即股直肌、股内侧肌、股外侧肌和股中间肌。股直肌起自髂前下棘;股内侧肌和股外侧肌分别起自股骨粗线内、外侧唇;股中间肌位于股直肌的深面,在股内、外侧肌之间,起自股骨体的前面。4个头向下形成一腱,包绕髌骨的前面和两侧,向下续为髌韧带,止于胫骨粗隆。

在活体各自摸辨髌韧带。

11.2.2 内侧群

内侧群共有5块肌,位于大腿的内侧,均起自闭孔周围的耻骨支、坐骨支和坐骨结节等骨面,分层排列。除股薄肌止于胫骨上端的内侧外,其他各肌都止于股骨粗线。

浅层自外侧向内侧依次为:①耻骨肌为长方形的短肌,在髂腰肌的内侧;②长收肌呈三角形,在耻骨肌的内侧;③股薄肌为长条肌,在最内侧。

深层为:①短收肌在耻骨肌和长收肌的深面;②大收肌位于长收肌的后下方,上述诸肌的深面,其止点还有一个腱止于股骨内上髁上方的收肌结节,此腱与股骨之间有一个裂孔,称为收肌腱裂孔,有大血管通过。

在大腿前面的上部,查看股三角:上界由腹股沟韧带,内侧界由长收肌内侧缘,外侧界由缝匠肌内侧级围成的三角形区域。前壁为阔筋膜,底壁为髂腰肌、耻骨肌和长收肌。内有股神经、股血管和淋巴结等。

在大腿中部,查看收肌管:在缝匠肌的深面、大收肌与股内侧肌之间。前壁有一腱板架于股内侧肌与大收肌之间,管的上口通股三角尖,下口为收肌管裂孔,通向腘窝,管内有股血管通过。

在膝关节的后方查看腘窝呈菱形,窝的上外侧界为股二头肌,上内侧界为半腱肌和半膜肌,下外侧界和下内侧界分别为腓肠肌的外侧头和内侧头。窝底为膝关节囊,窝内为腘血管、神经和淋巴结等。

11.2.3 后群

后群位于大腿后部,共有3块肌,均起自坐骨结节,跨越髋、膝两个关节,常称之为"腘绳肌"。

(1) 股二头肌:位于股后部的外侧,有长、短两个头,长头起自坐骨结节,短头起自股骨粗线,两头会合后,以长腱止于腓骨头。

(2) 半腱肌:位于股后部的内侧,肌腱细长,几乎占肌的一半,止于胫骨上端的内侧。

(3) 半膜肌:在半腱肌的深面,上部是扁薄的腱膜,几乎占肌的一半,肌的下端止于胫骨内侧髁的后面。

11.3 小腿肌

肌腹都位于小腿部,分为3群:前群在小腿骨间膜的前面,后群在小腿骨间膜的后面,外侧群在腓骨的外侧面。

观察:①各肌的肌腱与距小腿关节和其他足关节的位置关系;②各肌腱的主要起止部位。

11.3.1 前群

前群有3块肌。

(1) 胫骨前肌:起自胫骨外侧面,肌腱向下穿经伸肌上、下支持带的深面,止于内侧楔骨内侧面和第1跖骨底。

(2) 趾长伸肌:起自腓骨前面、胫骨上端和小腿骨间膜,向下经伸肌上、下支持带深面至足背分为4个腱到第2～5趾,成为趾背腱膜,止于中节、远节趾骨底。另外,此肌分出一腱,止于第5跖骨底,称第三腓骨肌,仅见于人类,是新发生的肌,可使足外翻。

(3) 姆长伸肌:位于上述两肌之间,起自腓骨内侧面下2/3和骨间膜,止于姆趾远节趾骨底。作用为伸踝关节、伸姆趾。

11.3.2 外侧群

外侧群位于腓骨的外侧,分别查看它们在足骨上的主要附着部位。腓骨长肌和腓骨短肌两肌皆起自腓骨外侧面,长肌起点较高,并掩盖短肌。两肌的腱均经外踝后方转向前,通过腓骨肌上、下支持带的深面,腓骨短肌腱向前止于第5跖骨粗隆,腓骨长肌腱绕至足底,斜行向足内侧,止于内侧楔骨和第1跖骨底。

11.3.3 后群

后群位于胫、腓骨的后方,分浅、深两层。

(1) 浅层:有强大的小腿三头肌,浅表的两个头称腓肠肌,起自股骨内、外侧髁的后面,内、外侧头会合,约在小腿中点移行为腱性结构;位置较深的一个头是比目鱼肌,起自腓骨后面的上部和胫骨的比目鱼肌线,肌束向下移行为肌腱,和腓肠肌的腱合成粗大的跟腱止于跟骨。

翻开小腿三头肌,观察深层的腘肌、趾长屈肌、胫骨后肌和姆长屈肌,分别查看它们在足骨上的附着部位。

(2) 深层:包括腘肌、趾长屈肌、姆长屈肌和胫骨后肌。

① 腘肌,斜位于腘窝底,起自股骨外侧髁外侧部分,止于胫骨的比目肌线以上的骨面。作用:屈膝关节并使小腿旋内。

② 趾长屈肌,位于胫侧,起自胫骨后面,它的长腱经内踝后方、屈肌支持带深面至足底,然后分为4条肌腱,止于第2～5趾的远节趾骨底。

③ 踇长屈肌,起自腓骨后面,长腱经内踝之后、屈肌支持带深面至足底,与趾长屈肌腱交叉,止于踇趾远节趾骨底。

④ 胫骨后肌,位于趾长屈肌和踇长屈肌之间,起自胫骨、腓骨和小腿骨间膜的后面,长腱经内踝之后、屈肌支持带深面到足底内侧,止于舟骨粗隆和内侧、中间及外侧楔骨。

12. 足肌

足肌可分为足背肌和足底肌。足背肌较薄弱,为踇短伸肌和趾短伸肌。足底肌可根据其名称,查看内侧群、外侧群和中间群的分布。内侧群有踇展肌、踇短屈肌和踇收肌;外侧群有小趾展肌和小趾短屈肌;中间群由浅入深排列有趾短屈肌、足底方肌、4 条蚓状肌、3 块骨间足底肌和 4 块骨间背侧肌。

回顾与思考	1. 在臂部或股部的横切标本上,指出浅筋膜、深筋膜和肌间隔,并说明它们的结构特点。 2. 对照标本:①说明人体各部肌肉的名称和位置;②找出斜方肌、背阔肌、胸大肌、前锯肌、膈、三角肌、肱二头肌、肱三头肌、髂腰肌、臀大肌、股直肌和缝匠肌的起止点;③说明下列各肌的形态特点:膈、肛提肌、额枕肌、腹直肌、腹外斜肌、腹内斜肌、腹横肌和肱二头肌。 3. 根据已经学过的肌的名称,总结肌命名的主要原则。 4. 分别归纳肩关节、肘关节、桡腕关节、髋关节、膝关节和距小腿关节各类运动的主要肌肉。 5. 在活体表面划出以下各肌或有关结构的位置:竖脊肌、咬肌、胸锁乳突肌、背阔肌和胸大肌的下缘、腹直肌、腹股沟韧带、三角肌、肱二头肌、掌长肌腱、桡侧腕屈肌腱、臀大肌、股四头肌、髌韧带、腓肠肌、跟腱。
作业	肌学实验报告

消化系统实验

六、消化道实验

实验项目	消化道实验
实验目的	1. 掌握:咽峡的组成;舌的形态、黏膜和舌肌;咽的形态、位置、分部和结构;食管的位置及 3 个狭窄的部位;胃的形态、分部和位置;小肠的分部及主要形态结构;大肠的形态特点、分部和置;阑尾的位置及根部的体表投影。 2. 熟悉:口腔构造和分部;牙的结构;直肠的结构。 3. 了解:出牙和牙式;胃壁的构造。
实验要点	1. 口腔的境界、牙的形态、结构和分类。 2. 消化管各段的外形和内部结构。 3. 消化管各段的位置、连通关系、分界标志。 4. 食管、胃、直肠的毗邻。
实验材料	1. 人体半身模型。 2. 头颈部正中矢状切标本。 3. 各类牙模型。 4. 舌模型。 5. 唾液腺模型。 6. 咽腔模型(咽后壁切开)。 7. 颈部和纵隔解剖标本。 8. 腹腔解剖标本。 9. 盆腔正中矢状切标本。 10. 消化管各段的离体切开标本。 11. 新鲜猪胃。

实验内容及方法:

1. 口腔

口腔主要以活体观察为主,辅以标本。

在咽腔标本、模型及活体上观察:其前壁为上下唇,侧壁为颊,上壁为腭,腭的前份叫硬腭,后份叫软腭,软腭游离缘中央的乳头状突起是腭垂,腭垂的两侧各有一对黏膜皱襞,前方的称腭舌弓,后方的称腭咽弓,下壁为口腔底,被舌所占据。

口腔向前经口唇围成的口裂通向外界,向后经咽峡与咽相通。整个口腔借上下牙弓(包括牙槽突和牙列)和牙龈分为前外侧部的口腔前庭和后内侧部的固有口腔。前者是上下唇和颊与上下牙弓和牙龈之间的狭窄空隙;后者是上下牙弓和牙龈与咽峡之间空间。腭垂和腭舌弓及舌根三者围成的咽峡。

1.1 牙

活体观察牙的排列、计数牙的总数,观察各类牙的形态特点。

镶嵌于上、下颌骨的牙槽内,分别排列成上牙弓和下牙弓。人的一生中,先后有两组牙发生,第一组称乳牙,一般在出生后 6 个月时开始萌出乳牙,到 3 岁左右出齐,共 20 个,上颌左右、下颌左右各 5 个,由内向外依次是乳中切牙、乳侧切牙、乳尖牙、第一乳磨牙、第二乳磨牙。

第二组称恒牙,6 岁左右,乳牙开始脱落,逐渐更换成恒牙。恒牙全部出齐共 32 个,上颌左右、下颌左右各 8 个。由内向外依次是中切牙、侧切牙、尖牙、第一前磨、第二前磨牙、第一磨牙、第二磨牙和第三磨牙。

1.1.1 牙的形态

在离体牙模型、标本上,观察牙冠、牙根和牙颈形态特点。

分为牙冠、牙根和牙颈 3 部分。牙冠是暴露于口腔,露出于牙龈以外的部分。切牙的牙冠扁平,呈凿状;尖牙的牙冠呈锥形;前磨牙的牙冠较大,呈方圆形,颌面上有 2 个小结节;磨牙的牙冠最大,呈方形,颌面上有 4 个小结节。

牙冠按其与邻近结构的接触关系,可分为 4 个不同的面:

(1) 前庭面:为牙冠朝向口腔前庭,与唇和颊相接触的面。

(2) 舌面:即牙冠与舌相对应的面,也就是牙冠的内面。

(3) 邻接面:为牙冠彼此之间相邻接的面。

(4) 颌面:为上、下牙互相咬合的面。牙根是嵌入牙槽内的部分。切牙和尖牙只有 1 个牙根,前磨牙一般也只有 1 个牙根,下颌磨牙有 2 个牙根,上颌磨牙有 3 个牙根。牙颈是牙冠与牙根之间的部分,被牙龈所包绕。

1.1.2 牙组织

在牙的纵切标本上分辨釉质、粘合质和牙质,观察牙内部的牙腔和牙根管。

牙由牙质、釉质、牙骨质和牙髓组成。牙质构成牙的大部分,呈淡黄色。在牙冠部的牙质外面覆有釉质,在牙根及牙颈的牙质外面包有牙骨质,牙冠和牙颈内部的腔隙较宽阔,称牙冠腔。牙根内的细管称牙根管,此管开口于牙根尖端的牙根尖孔。牙根管与牙冠腔合称牙腔或髓腔,其内容纳牙髓,由血管、神经和结缔组织共同组成的牙髓通过牙根尖孔和牙根管进入牙冠腔。

1.1.3 牙周组织

注意牙龈的位置和色泽。牙周组织包括牙周膜、牙槽骨和牙龈 3 部分。牙周膜是介于牙槽骨与牙根之间的致密结缔组织膜。牙龈是口腔黏膜的一部分,紧贴于牙颈周围及邻近的牙槽骨上,血管丰富,呈淡红色,坚韧而有弹性,因缺少黏膜下层,直接与骨膜紧密相连,故牙龈不能移动。

1.2 舌

在舌模型、标本和活体上观察。

1.2.1 舌的上面后份

可见"V"字样界沟,界沟以前称舌体,约占舌的前 2/3;其前端为舌尖;界沟以后称舌根,约占舌的后 1/3。

1.2.2 舌背面的黏膜

可见许多小突起,统称为舌乳头,有丝状乳头、菌状乳头、叶状乳头和轮廓乳头共 4 种。

(1) 丝状乳头:数目最多,体积最小,呈白色,遍布于舌背前 2/3。

(2) 菌状乳头:稍大于丝状乳头,数目较少,呈红色,散在于丝状乳头之间,多见于舌尖和舌侧缘。

(3) 叶状乳头:位于舌侧缘的后部,腭舌弓的前方,每侧为 4~8 条并列的叶片形的黏膜皱襞,小儿较清楚。

(4) 轮廓乳头:体积最大,约 7~11 个,排列于界沟前方,其中央隆起,周围有环状沟。

1.2.3 舌根部

大小不一的结节状隆起称舌扁桃体。将舌尖轻轻抬起(不要将舌系带绷得太紧),观察舌系带以及舌系带根部两侧的黏膜隆起——舌下阜。舌下阜的后外方,口腔底部黏膜形成的两个斜行皱襞是舌下襞。

1.2.4 舌肌

取头颈部正中矢状切标本,观察舌肌的起止和肌束的方向。

舌肌为骨骼肌,分舌内肌和舌外肌两部分。舌内肌的起、止点均在舌内,有纵肌、横肌和垂直肌;舌外肌起于舌周围各骨,止于舌内,有颏舌肌、舌骨舌肌和茎突舌肌等。颏舌肌起自下颌体后面的颏棘,肌纤维呈扇形向后上方分散,止于舌正中线两侧。

1.3 口腔腺

有大、小唾液腺之分。大唾液腺有腮腺、下颌下腺和舌下腺 3 对。

取大唾液腺标本、模型观察:腮腺位于外耳道的前下方,呈不规则的三角形,腮腺的前缘有腮腺管发出,腮腺管在颧弓的下方一横指处前行,经咬肌的表面,至咬肌的前缘转向深面,穿颊部肌肉开口于平对上颌第二磨牙处的颊黏膜。下颌骨体的深面有卵圆形的下颌下腺,口腔底舌下襞的深面有舌下腺,二腺的导管开口于舌下阜。

2. 咽

观察头颈部正中矢状切标本和咽腔标本。

咽是位于颈椎前方的扁漏斗状肌性管道,上起颅底,下端在平第 6 颈椎下缘处移行于食管。咽的后壁及两侧壁主要由咽缩肌构成,其前壁很不完整,分别借鼻后孔通鼻腔,借咽峡通口腔;借喉口通喉腔,所以咽几乎没有前壁。

辨认软腭和会厌的上缘,咽以上述结构为标志,分鼻部、口部和喉部。

2.1 鼻咽

查看咽隐窝位置关系。

鼻咽是咽的上部,位于鼻腔后方,上达颅底,下至腭帆游离缘平面续口咽,向前经鼻后孔通鼻腔。鼻咽的两侧壁上,相当于下鼻甲后方约 1 cm 处,各有一咽鼓管咽口,其前、上、后方的弧形隆起是咽鼓管圆枕,与咽后壁之间的纵行深窝叫咽隐窝。位于咽鼓管咽口附近黏膜内有咽鼓管扁桃体。鼻咽上壁后部的黏膜内有丰富的咽扁桃体。

2.2 口咽

在活体上观察腭舌弓以及位于其间腭扁桃体。

腭咽弓在头颈部正中矢状切标本上进一步观察腭咽弓移行于咽侧壁的情况。

口咽位于腭帆游离缘与会厌上缘平面之间,向前经咽峡与口腔相通,上续鼻咽,下通喉咽。口咽的前壁主要为舌根后部,此处有一呈矢状位的黏膜皱襞称舌会厌正中襞,连于舌根后部正中与会厌之间。口咽侧壁的扁桃体窝内有腭扁桃体。咽后的咽扁桃体、咽两侧壁的咽鼓管扁桃体、腭扁桃体和舌根处的舌扁桃体,共同构成咽淋巴环。

2.3 喉咽

取咽腔标本观察。

喉咽是咽的最下部,稍狭窄,上起自会厌上缘平面,下至第 6 颈椎体下缘平面与食管相续。喉咽的前壁上分有喉口通入喉腔。在喉口的两侧各有一深窝称梨状隐窝,常为异物滞留之处。

3. 食管

取颈部和纵隔的解剖标本,并结合人体半身模型进行观察。

食管的分段、狭窄及其前面与主动脉、气管、左主支气管的关系,在除去脊柱显示纵隔后部器官的标本上观察更为清楚。

3.1 食管的位置和分部

食管上端在第 6 颈椎体下缘平面与咽相续,下端约平第 11 胸椎体高度与胃的贲门连接,长约 25 cm。

食管可分为颈部、胸部和腹部。颈部长约 5 cm,自食管起始端至平对胸骨颈静脉切迹平面的一段,前面借疏松结缔组织附于气管后壁上,后靠脊柱,两侧邻近颈部大血管。胸部最长,约 18~20 cm,位于胸骨颈静脉切迹平面至膈的食管裂孔之间,前方自上而下是气管、左主支气管、心包,并隔心包与左心房相邻。腹部最短,仅 1~2 cm,自食管裂孔至贲门,其前方邻近肝左叶。

3.2 食管的狭窄部

食管全长除沿脊柱的颈、胸曲相应地形成前后方向上的弯曲之外,在左右方向上亦有轻度弯曲,但在形态上食管最重要的特点是有 3 处生理性狭窄。第一狭窄为食管的起始处,相当于第 6 颈椎体下缘水平,距中切牙约 15 cm;第二狭窄为食管在左主支气管的后方与其交叉处,相当于第 4、5 胸椎体之间水平,距中切牙约 25 cm;第三狭窄为食管通过膈的食管裂孔处,相当于第 10 胸椎水平,距中切牙约 40 cm。

4. 胃

观察腹腔解剖标本和胃的离体标本。

胃的形态和位置因个体变异较大,在观察时应充分注意。

4.1 胃的位置及毗邻

胃的上端连接食管,下端续接十二指肠,胃大部分位于左季肋区,小部分位于腹上区。胃的前壁右侧分邻肝左叶,左侧分邻膈;将胃向右上掀起,可见胃后壁邻近左肾上部、左肾上腺、胰、横结肠及脾。

4.2 贲门

胃的入口称贲门,接食管,胃贲门附近的部分称贲门部,贲门的左侧高出贲门的部分叫胃底,食管末端左缘与胃底所形成的锐角,称贲门切迹。出口为幽门,续十二指肠。

4.3 胃小弯、幽门

胃的上缘短而凹,叫胃小弯,下缘较长;凸向左下方叫胃大弯,胃小弯的最低处,常形成角切迹,角切迹与幽门之间的部分称幽门部,幽门部的大弯侧有一不甚明显的浅沟称中间沟,将幽门部分为右侧的幽门管和左侧的幽门窦。

在切开胃壁的标本和新鲜猪胃上,观察黏膜的形态特征。黏膜表面有许多针孔状的小窝称胃小凹。黏膜形成许多皱襞,各部的皱襞排列不尽一致,且多变化,通常贲门部的皱襞以贲门为中心呈放射状排列,胃底部的黏膜皱襞多为网状;胃体部的皱襞多与胃的长轴平行;位于胃小弯处的皱襞呈纵行,且较恒定。

4.4 胃壁的肌层

胃壁的肌层由平滑肌构成,可分3层,幽门处的环形肌增厚形成幽门括约肌。

5. 小肠

在腹腔解翻标本观察。

小肠是消化管最长的一段。可见小肠主要盘曲在腹腔的中部和下部,它上接幽门,下端在右髂窝处接大肠。小肠分为十二指肠、空肠和回肠3部分。

5.1 十二指肠

在标本上辨认出幽门和十二指肠空肠曲。

十二指肠是小肠最短的一段,呈马蹄形包绕胰头,以胰头为标准,观察十二指肠的位置和形态。分为上部、降部、水平部和升部4段,上部和升部活动度较大,而降部和水平部紧贴腹后壁。

5.1.1 上部

十二指肠上部于第1腰椎右侧起自幽门,在肝门的下方移行为降部。上部在邻近起始处,肠壁较薄,称十二指肠球。

5.1.2 降部

十二指肠降部位于第2~3腰椎的右侧,紧靠胰头,约达第3腰椎时转向左,为水平部。

5.1.3 水平部

十二指肠水平部向左跨过下腔静脉、腹主动脉的前方,移行为升部,注意观察跨过水平部前方的肠系膜上动、静脉。

5.1.4 升部

十二指肠升部斜向左上方达第 2 腰椎的左侧,转弯向前下,形成十二指肠空肠曲,移行为空肠。

观察十二指肠纵行剖开的标本,可见十二指肠球部黏膜较平滑,而其余部分均满布环形皱襞,皱襞表面呈绒毛状,在十二指肠降部的后内侧壁上,可见一纵行皱襞,称十二指肠纵襞,纵襞的下端有一回形突起,即十二指肠大乳头,乳头的顶端有一小口,为胆总管和胰管的共同开口。

5.2 空肠和回肠

在标本上比较空肠与回肠在管腔大小和管壁厚薄的差别。

空肠和回肠均借小肠系膜连于腹后壁,二者之间无明显界限,一般头侧 2/5 为空肠,位于左上部,管径较粗,管壁较厚,呈粉红色,血管多;尾侧 3/5 为回肠,位于右下部,管径较细,管壁较薄,呈粉灰色,血管少。

5.2.1 黏膜皱襞的形态和变化

在空肠和回肠纵行切开的标本上,观察和比较黏膜皱襞的形态和疏密的变化。空肠黏膜环状襞密而高,绒毛较多;回肠黏膜环状襞、绒毛疏而低。

5.2.2 孤立淋巴滤泡和集合淋巴滤泡的形态和分布

观察孤立淋巴滤泡和集合淋巴滤泡的形态和分布。孤立淋巴滤泡分布于空肠和回肠的黏膜固有层和黏膜下组织内;在回肠下部多见集合淋巴滤泡。

6. 大肠

在腹腔解剖标本上观察。

大肠于右髂窝续接回肠,终于肛门,可分为盲肠、阑尾、结肠、直肠和肛管 5 部分。

6.1 盲肠和结肠

盲肠和结肠在外观上有 3 个明显的特征。

6.1.1 结肠带

结肠带由管壁的纵行肌集中增厚形成,共有 3 条,逆行追踪 3 条结肠带,可见其会合于阑尾根部。

6.1.2 结肠袋

结肠袋是肠管形成的许多袋状膨出。

6.1.3 肠脂垂

肠脂垂是结肠带附近大小不等的脂肪突起。

6.1.4 盲肠和阑尾

在右髂窝内寻认盲肠和阑尾。盲肠是一盲端肠管,与回肠的末端相连。在切开回盲肠壁的标本中,回肠末端向盲肠的开口,称回盲口。此处肠壁内的环行肌增厚,并覆以黏膜而形成上、下两片唇状的皱襞,称回盲瓣。

6.2 阑尾

盲肠后内侧壁的蚓状突起是阑尾。

阑尾根部较固定,多数在回盲口的后下方约 2 cm 处开口于盲肠,此口称为阑尾口,其下缘有一条不明显的半月形黏膜皱襞,称阑尾瓣。

阑尾系膜呈三角形或扇形,内含血管、神经、淋巴管及淋巴结等。由于阑尾系膜游离缘短于阑尾本身,致使阑尾呈钩形、S 形或卷曲状等不同程度的弯曲,这些都是易使阑尾发炎的形态学基础。

阑尾根部的体表投影点,通常在右髂前上棘与脐连线的中、外 1/3 交点处,该点称 McBurney 点,即左、右髂前上棘连线的右、中 1/3 交点处。

6.3 结肠

结肠环绕于空肠,回肠的周围。可分为升结肠、横结肠、降结肠和乙状结肠 4 段。

6.3.1 升结肠

结肠在右季肋区,肝右叶的下方,形成的弯曲,叫结肠右曲或称肝曲;在左季肋区脾下方形成的弯曲,叫结肠左曲或称脾曲;盲肠与结肠右曲之间的一段结肠紧贴腹后壁,称升结肠。

6.3.2 横结肠

结肠左、右曲之间的部分常呈弓形弯曲,称横结肠。

6.3.3 降结肠

结肠左曲与髂嵴之间的一段结肠又紧贴腹后壁,称降结肠。

6.3.4 乙状结肠

从左髂嵴至第 3 骶椎形成乙字形弯曲,称乙状结肠。

横结肠、乙状结肠均借系膜连于腹后壁,所以活动度较大。

在盆腔正中矢状切标本上观察,直肠在第 3 骶椎前方起自乙状结肠,沿骶、尾骨前面下行,穿过盆膈移行于肛管。

6.3.5 直肠骶曲和直肠会阴曲

在矢状面上形成两个明显的弯曲:直肠骶曲是直肠上段沿着骶尾骨的盆面下降,形成一个突向后方的弓形弯曲,距肛门 7~9 cm;直肠会阴曲是直肠末段绕过尾骨尖,转向后下方,形成一个突向前方的弓形弯曲,距肛门 3~5 cm。

在冠状面上也有 3 个突向侧方的弯曲,但不恒定,一般中间较大的一个凸向左侧,上、下两个凸向右侧。当临床进行直肠镜、乙状结肠镜检查时,应注意这些弯曲部位,以免损伤肠壁。

6.4 直肠

直肠上端与乙状结肠交接处管径较细,向下肠腔显著膨大,称直肠壶腹。

直肠内面有 3 个直肠横襞(Houston 瓣),由黏膜及环行肌构成,具有阻挡粪便下移的作用。

最上方的直肠横襞接近直肠与乙状结肠交界处,位于直肠左侧壁上,距肛门约 11 cm,偶见该襞环绕肠腔一周,致使肠腔出现不同程度的缩窄;中间的直肠横襞大而明显,位置恒定,通常位于直肠壶腹稍上方的直肠右前壁上,距肛门约 7 cm,相当于直肠前壁腹膜折返的水平。因此,在乙状结肠镜检查中,确定肿瘤与腹膜腔的位置关系时,常以中直肠横襞为标志。

最下方的直肠横襞位置不恒定,一般多位于直肠左侧壁上,距肛门约 5 cm。

6.5 肛管

该部上段黏膜形成的纵行皱襞,称肛柱;肛柱下端,连于两肛柱之间的半月形皱襞,称肛瓣;肛瓣与相邻两肛柱间的凹陷为肛窦;肛柱下端和肛瓣的连结线为齿状线。

齿状线以上的肛管内表面为黏膜,为单层柱状上皮;齿状线以下的肛管内表面为皮肤,为复层扁平上皮。

此外,齿状线上、下部分的肠管在动脉来源、静脉回流、淋巴引流,以及神经分布等方面都不相同,这在临床上具有很大的实际意义。

齿状线下方约 1 cm 处的浅沟,称白线。在白线的上、下方,分别观察黏膜外围由平滑肌形成的肛门内括约肌和由骨骼肌形成的一肛门外括约肌的断面。

回顾与思考	1. 结合标本依次说明和辨认消化系的组成。 2. 在活体上正确辨认各类牙、舌乳头、舌系带、舌下阜、腮腺管开口,咽峡、腭舌弓、腭咽弓、腭扁桃体和腭垂。 3. 消化管各段的位置、名称、形态、分界标志以及黏膜皱襞的形态。 4. 在标本上正确指出咽鼓管咽口、梨状隐窝、贲门、幽门、胃底、胃体、幽门窦、十二指肠球、十二指肠空肠曲、十二指肠大乳头,结肠的 3 个特征、回盲瓣、肛窦和齿状线。 5. 胃和食管颈、胸段的毗邻。 6. 食管的长度和 3 个狭窄与切牙的距离。
作业	消化道实验报告

七、消化腺实验

实验项目	消化腺实验
实验目的	1. 掌握:腮腺的位置及腮腺管的开口部位;腭扁桃体的位置;肝、胆囊的形态和位置;输胆管道的组成;胆总管及胰腺管的汇合、开口部及胆汁的排出途径。 2. 熟悉:下颌下腺、舌下腺位置及导管开口部位;牙的结构;直肠的结构;胆囊的体表投影。 3. 了解:胰的形态、位置。
实验要点	1. 肝的位置、形态和体表投影。 2. 胆囊的位置、形态和分部。胆囊底的体表投影,肝外胆道的组成及联属。 3. 胰的位置和形态。
实验材料	1. 腹腔解剖标本。 2. 盆腔正中矢状切标本。 3. 消化管各段的离体切开标本。 4. 新鲜猪胃。 5. 腹膜后间隙器官标本、模型。 6. 肝、胰离体标本、模型。 7. 肝、胆、胰及十二指肠标本、模型。 8. 新鲜猪肝 2 个。

实验内容及方法:

1. 肝

在腹腔解剖标本上观察肝的位置。

肝大部分位于右季肋区和腹上区,小部分位于左季肋区。

1.1 肝的体表投影

(1) 肝的上界与膈窟窿一致,以肋骨和肋间隙为标志,其最高点右侧在右锁骨中线与第 5 肋的交点处,左侧在左锁骨中线与第 5 肋间隙的交点处。

(2) 查看肝的下界与肋弓的关系。肝下界,在右侧与右肋弓一致;在腹上区,肝下缘可低于剑突下约 3 cm。

(3) 取小儿的腹腔解剖标本,与成人比较肝下界位置高低的差别。3 岁以下健康幼儿,肝下缘常低于右肋弓下 1~2 cm。

取新鲜猪肝和肝标本分别观察。

1.2 肝的膈面

肝呈不规则的楔形,可分为上下两面和前后左右4缘。肝上面膨隆,与膈相接触,故又称膈面。

肝膈面有矢状位的镰状韧带附着,借此将肝分为左、右两叶。肝左叶小而薄,肝右叶大而厚。肝膈面后部没有腹膜被覆的部分称裸区,裸区的左侧部分有一较宽的沟,称为腔静脉沟,内有下腔静脉通过。

1.3 肝的脏面

肝下面凹凸不平,邻接一些腹腔器官,又称脏面。肝脏面中部有略呈"H"形的3条沟。其中横行的沟位于肝脏面正中,有肝左、右管,肝固有动脉左、右支,肝门静脉左、右支和肝的神经、淋巴管等由此出入,故称肝门。

1.4 肝蒂主要结构位置关系

出入肝门的这些结构被结缔组织包绕,构成肝蒂。

肝蒂中主要结构的位置关系是:肝左右管居前,肝固有动脉左右支居中,肝门静脉左右支居后。

左侧的纵沟较窄而深,沟的前部内有肝圆韧带通过,称肝圆韧带裂;后部容纳静脉韧带,称静脉韧带裂。

右侧的纵沟较宽而浅,沟的前部为一浅窝,容纳胆囊,故称胆囊窝;后部为腔静脉沟,容纳下腔静脉。

在腔静脉沟的上端处,有肝左、中间、右静脉,出肝后立即注入下腔静脉,故临床上常称此沟上端为第2肝门。

2. 胆囊与胆道

取腹腔解剖标本,结合肝、胆、胰、十二指肠标本观察。

胆囊位于胆囊窝内,分胆囊底、胆囊体、胆囊颈和胆囊管4部。

检查胆囊底在腹前壁的投影位置:胆囊底的体表投影位置在右锁骨中线与右肋弓交点附近。

在肝门处分别寻找出自肝左叶和肝右叶的左右肝管,肝管很短,出肝门后很快合成肝总管,肝总管经肝十二指肠韧带下行并与胆囊管相接,合成胆总管。

胆总管在肝十二指肠韧带的游离缘内继续下行,经十二指肠上部的后方,下降于十二指肠与胰头之间,约至十二指肠降部的中份,斜穿十二指肠的后内侧壁,与胰管合并成肝胰壶腹,开口于十二指肠大乳头。

胆囊管、肝总管和肝的脏面围成的三角形区域称胆囊三角(Calot三角),三角内常有胆囊动脉通过。

3. 胰

取腹膜后间隙器官标本观察。

胰呈横位,位于第1、2腰椎的前方。胰的前面被有腹膜,后面借结缔组织连于腹后壁。

观察肝胰十二指肠标本,可见胰的右侧份被十二指肠所环抱,该部较膨大,称胰头;在胰头的下部有一向左后上方的钩突,中份呈棱柱状,称胰体;末端较狭细,称胰尾。胰的输出管称胰管,纵贯胰的实质,其末端与胆总管合并,开口于十二指肠大乳头。

回顾与思考	1. 在活体上标出肝和胆囊底的投影。 2. 结合标本说明肝的形态。 3. 在腹腔解剖标本上说明胆囊的形态,以及肝外胆道的组成和位置。
作业	消化腺实验报告

呼吸系统实验

八、呼吸道实验

实验项目	呼吸道实验
实验目的	1. 掌握：鼻腔的分部及各部的形态结构；鼻旁窦的位置和开口部位；喉的位置、软骨及连结，喉腔分部；左右支气管的形态差别。 2. 熟悉：外鼻的形态、位置。 3. 了解：喉肌的位置及形态；支气管及肺段的血液供应。
实验要点	1. 呼吸道的各器官是一系列输送气体的管道，注意它们的通连关系。咽是消化管和呼吸道的共有通路。 2. 鼻腔的位置、分部和形态，鼻黏膜的分布。鼻旁窦的组成及各窦的开口部位。 3. 喉的位置及组成，喉腔的形态和分部。 4. 气管的位置和形态，左、右主支气管的形态特点。
实验材料	1. 呼吸系统概观标本、模型。 2. 头颈部正中矢状切面标本、模型。 3. 鼻旁窦标本、模型。 4. 切除鼻甲显露鼻道的标本、模型。 5. 离体的喉(后壁垂直切开)标本、模型。 6. 喉的额状切标本、模型。 7. 喉软骨标本、模型。 8. 离体的气管及主支气管标本、模型。

实习内容及方法：

1. 外鼻、鼻腔及鼻旁窦

1.1 外鼻

在活体上观察鼻根、鼻背、鼻尖、鼻翼及鼻孔。

1.2 鼻腔

在头颈部正中矢状切面标本、模型和鼻旁窦标本、模型上观察。

鼻腔的底为硬腭，顶与颅前窝中份相邻。鼻腔内衬黏膜并被鼻中隔分为两半，鼻中隔由筛骨垂直板、犁骨和鼻中隔软骨构成支架,表面覆盖黏膜而成,位置通常偏向一侧。其前下方血管丰富、位置浅表,外伤或干燥刺激均易引起出血。90%左右的鼻出血发生于此区,故称为易出血区。

观察每侧鼻腔向前、向后的通路。向前通外界处称鼻孔,向后通鼻咽处称鼻后孔。

相当于鼻翼遮盖的部分为鼻前庭,其余部分即为固有鼻腔,两者以鼻阈为界。鼻阈为皮肤与黏膜的交界处。

固有鼻腔外侧壁自上而下的3个突起,分别为上鼻甲、中鼻甲及下鼻甲。各鼻甲外下方被鼻甲所遮盖的间隙依次为上鼻道、中鼻道及下鼻道,上鼻甲的后上方与蝶骨体之间的凹陷为蝶筛隐窝。在切除鼻甲的标本中,下鼻道的前部可见有鼻泪管的开口。

固有鼻腔内表面覆盖鼻黏膜,可分两部分,位于上鼻甲与其相对的鼻中隔及二者上方鼻腔顶部的鼻黏膜区域统称为嗅区,富有感受嗅觉刺激的嗅细胞。鼻腔其余部分黏膜区域称为呼吸区,含有丰富的鼻腺。防腐固定后的标本其黏膜已失去原有的色泽,故只能根据部位辨认嗅区及呼吸区的范围。

1.3　鼻旁窦

为鼻腔周围骨中的含气空腔,包括上颌窦、额窦、筛窦和蝶窦,在鼻旁窦标本上辨认各窦并注意观察与鼻腔的位置关系。上颌窦、额窦及筛窦的前、中小房均开口于中鼻道,筛窦后小房开口于上鼻道,蝶窦开口于上鼻甲的后上方蝶筛隐窝。可在切除鼻甲显露鼻道的标本上逐一辨认各窦口的位置,并观察黏膜的延续关系。

2.　喉

活体观察喉的位置及吞咽时喉的运动。

喉主要由喉软骨和喉肌构成,上界是会厌上缘,下界为环状软骨下缘。借喉口通喉咽,以环状软骨气管韧带连接气管。成年人的喉在第3～6颈椎前方。

喉的前方有皮肤、颈筋膜、舌骨下肌群等自浅入深成层排列,后方为咽,两侧有颈血管、神经和甲状腺侧叶。

2.1　喉的软骨及连结

用离体的喉标本对照喉软骨标本、模型观察。

构成喉的软骨主要包括甲状软骨、环状软骨、会厌软骨及杓状软骨等,并借韧带及肌互相连结。

2.1.1　甲状软骨

甲状软骨构成喉的前壁和侧壁,注意观察两软骨板连合处的角度及喉结的位置。在活体触摸喉结,由前缘互相愈着的呈四边形的左、右软骨板组成,愈着处称前角,前角上端向前突出,称喉结,喉结上方呈"V"形的切迹,称上切迹。左、右板的后缘游离并向上、下发出突起,称上角和下角。上角较长,借韧带与舌骨大角连接;下角较短,与环状软骨构成环甲关节。

2.1.2　环状软骨

环状软骨在头颈部正中矢状切面标本、模型上观察环状软骨及与颈椎的对应关系。位于甲状软骨的下方,它由前部低窄的环状软骨弓和后部高阔的环状软骨板构成。板上缘两侧各有一环杓关节面。环状软骨弓平对第6颈椎。弓与板交界处有甲关节面。

2.1.3 会厌软骨

会厌软骨位于舌骨体后方,上宽下窄呈叶状,下端借甲状会厌韧带连于甲状软骨前角内面上部。会厌软骨被覆黏膜构成会厌是喉口的活瓣,吞咽时喉随咽上提并向前移,会厌封闭喉口,阻止食团入喉而引导食团进咽。

2.1.4 杓状软骨

杓状软骨成对,坐落于环状软骨板上缘两侧,分为一尖、一底、两突和三个面。与环状软骨构成环杓关节,底向前伸出的突起称声带突,有声韧带附着;向外侧伸出的突起称肌突,大部分喉肌附着于此。

2.2 喉腔

观察头颈部正中矢状切面标本、模型。由上方观察离体的喉标本,注意会厌与喉口的位置关系。

辨认喉腔中部侧壁的两对矢状位黏膜皱襞。

喉腔是由喉软骨、韧带和纤维膜、喉肌、喉黏膜等围成的管腔。上起自喉口,与咽腔相通;下连气管,与肺相通。

喉腔侧壁有上、下两对黏膜皱襞,上方的称前庭襞,下方的称声襞,借此二襞将喉腔分为前庭襞上方的一对为室襞,下方的一对为声襞。

两室襞间的裂隙为前庭裂,两声襞间的裂隙为声门裂。仅从头颈部正中矢状切面标本观察,不易理解上述皱襞及其形成的裂隙,可同时观察垂直切开喉腔后壁的喉标本或喉的额状切标本及模型。

观察喉腔的3部分,即喉前庭、喉中间腔和声门下腔的分界标志。

(1)喉前庭:位于喉口与前庭襞之间,呈上宽下窄漏斗状,前壁中下分有会厌软骨茎附着,附着处的上方呈结节状隆起处称会厌结节。

(2)喉中间腔:是喉腔中声襞与前庭襞之间的部位,向两侧经前庭襞和声襞间的裂隙至喉室。

2.3 声带和声门裂

2.3.1 声带

声带由声韧带、声带肌和喉黏膜构成。

2.3.2 声门裂

声门裂是位于两侧声襞及杓状软骨底和声带突之间的裂隙。

声门裂比前庭裂长而窄,是喉腔最狭窄之处。声门裂前2/3在两侧声带之间,称膜间部;后1/3位于两侧杓状软骨底和声带突之间,称软骨间部。

声带和声门裂合称为声门。

2.4 声门下腔

声襞与环状软骨下缘之间为声门下腔。其黏膜下组织疏松,炎症时易发生喉水肿,尤以婴幼儿更易产生急性喉水肿而致喉梗塞,从而产生呼吸困难。

3. 气管与主支气管

观察离体的气管及主支气管标本。

3.1 气管

气管位于喉与气管杈之间,起于环状软骨下缘约平对第6颈椎体下缘;向下至胸骨角平面约平对第4胸椎体下缘处,分叉形成左、右主支气管。由气管软骨、平滑肌和结缔组织构成。

气管软骨由14～17个缺口向后呈"C"形的透明软骨环构成。其后壁缺口由气管的膜壁封闭。气管全长以胸廓上口为界,分为颈部和胸部。注意观察气管颈部的位置。气管颈部上接环状软骨,在食管前方下降。气管前方有甲状腺峡,两侧为颈部大血管和甲状腺侧叶。在气管杈的内面,有一矢状位的向上的半月状嵴,称气管隆嵴,略偏向左侧,是支气管镜检查时判断气管分叉的重要标志。

3.2 主支气管

在呼吸系概观标本上,观察左、右主支气管的形态特点:左主支气管:细而长,嵴下角大,斜行,通常有7～8个软骨环;右主支气管:短而粗,嵴下角小,走行相对较直,通常有3～4个软骨环。

回顾与思考	1. 对照标本,按顺序说明组成呼吸道的器官名称及位置。指出上、下呼吸道。 2. 在标本上指出咽的位置。说明咽与消化道及呼吸道的通连关系。 3. 对照标本,描述鼻腔、喉腔和左、右主支气管的形态特点。 4. 在标本上辨认下列结构:鼻黏膜嗅区及呼吸区,上颌窦、额窦及其开口部位,声襞与室襞。 5. 在活体上正确指出喉结、环状软骨及气管颈部。
作业	呼吸道实验报告

九、肺实验

实验项目	肺实验
实验目的	1. 掌握:肺的形态、位置、分叶及肺段的构成。 2. 熟悉:肺内支气管树的构成;胎儿肺和成人肺的特点。 3. 了解:肺的血液供应。
实验要点	1. 肺的形态、分叶、位置及体表投影。 2. 肺段支气管及支气管肺段的概况。
实验材料	1. 离体的左、右肺标本、模型。 2. 肺段的分色注射标本。 3. 支气管树铸型标本、模型。 4. 胸腔解剖标本、模型(切去胸前壁,暴露纵隔及两肺)。

实验内容及方法:

1. 肺的形态、位置

取离体的左、右肺标本观察。肺质地柔软、有弹性。肺表面因被覆脏胸膜而光滑。肺的颜色因年龄而异,成年人的肺标本呈深灰色,且常混有许多黑色斑点。

在胸腔解剖标本上观察,肺位于胸腔内,在膈肌的上方、纵隔的两侧。

1.1 肺的表面与外形

肺的表面被覆脏胸膜,透过胸膜可见许多呈多角形的小区,称肺小叶。

两肺外形不同,右肺宽而短,左肺狭而长。肺呈圆锥形,包括一尖、一底、三面、三缘。

1.2 肺尖与锁骨、肺底与膈的位置关系

注意肺尖与锁骨、肺底与膈的位置关系:①肺尖钝圆,经胸廓上口伸入颈根部,在锁骨中内 1/3 交界处向上突至锁骨上方达 2.5 cm。②肺底坐于膈肌上面,受膈肌压迫肺底呈半月形凹陷。肋面与胸廓的外侧壁和前、后壁相邻。③膈面即肺底,与膈相毗邻。

纵隔面即内侧面与纵隔相邻,其中央有椭圆形凹陷,称肺门。注意观察辨认出入肺门的主支气管及血管等重要结构,肺门内有支气管、血管、神经、淋巴管等出入,它们被结缔组织包裹,统称为肺根。

1.3 两肺根内的结构排列

两肺根内的结构排列,自前向后依次为:上肺静脉、肺动脉、主支气管;自上而下排列不同,左肺根的结构是:肺动脉、左主支气管、下肺静脉;右肺根的结构为:上叶支气管、肺动脉、肺静脉。

1.4 肺后缘、前缘和下缘的形态特点

观察比较肺的后缘、前缘和下缘的形态特点:①前缘为肋面与纵隔面在前方的移行处,前缘角锐利,左肺前缘下部有心切迹(在胸腔解剖标本上,察看该切迹与心的位置关系),切迹下方有一突起称左肺小舌。②后缘为肋面与纵隔面在后方的移行处,位于脊柱两侧的肺沟中。③下缘为膈面与肋面、纵隔面的移行处,其位置随呼吸运动而显著变化。

1.5 两肺的裂隙

察看两肺的裂隙,辨认各肺叶:肺借叶间裂分叶,左肺的叶间裂为斜裂,由后上斜向前下,将左肺分为上、下两叶。右肺的叶间裂包括斜裂和水平裂,它们将右肺分为上、中、下3叶。

1.6 肺表面的压迹或沟

肺的表面有毗邻器官压迫形成的压迹或沟,如:两肺门前下方均有心压迹;右肺门后方有食管压迹,上方是奇静脉沟;左肺门上方毗邻主动脉弓,后方有胸主动脉。

对照胸腔解剖标本并结合活体记忆肺的体表投影,在锁骨中线处与第6肋相交,腋中线处与第8肋相交,肩胛线处与第10肋相交。

2. 肺段支气管

观察支气管树铸型标本。

2.1 右肺

首先辨认上、中、下3支肺叶支气管。肺叶支气管再分支即为肺段支气管。

上叶支气管分3支:一支垂直向上(尖段支气管SⅠ)、一支向后外上方(后段支气管SⅡ),另一支向前外方(前段支气管SⅢ)。

中叶支气管分为外内2支(外侧段支气管SⅣ,内侧段支气管SⅤ)。

下叶支气管先向后发出一支(上段支气管SⅥ),主干伸向后外下方再分为4支,分别走向内下(内侧底段支气管SⅦ),前下(前底段支气管SⅧ)、外下(外侧底段支气管SⅨ)和后下方(后底段支气管SⅩ)。

2.2 左肺

有上下两支肺叶支气管。

上叶支气管先分为上下两大支:向上的一大支再分为两支,分别伸向上后(尖后段支气管SⅠ+SⅡ)和前外方(前段支气管SⅢ);向下的一大支又分成上(上舌段支气管SⅣ)、下(下舌段支气管SⅤ)两支。

下叶支气管的分支形式与右肺基本相同,但内侧底段支气管与前底段支气管常为共干,以后再分成两个独立的肺段支气管。

3. 支气管肺段

用肺段分色注射标本,对照支气管铸型标本观察各肺段的位置。

3.1 右肺

右肺共分 10 段：即上叶 3 段、中叶 2 段、下叶 5 段，各段的名称、位置及范围均与相应肺段支气管的名称和分布相当。

3.2 左肺

左肺与右肺基本相同。由于左肺段支气管常出现共干，因而可分为 8 段：即上叶 4 段（尖段与后段合为尖后段），下叶 4 段（内侧底段与前底段合并为内前底段）。

4. 肺的体表投影

两肺下缘的体表投影相同，在相同部位肺下界一般较胸膜下界高出两个肋。在锁骨中线处与第 6 肋相交，腋中线处与第 8 肋相交，肩胛线处与第 10 肋相交，再向内于第 11 胸椎棘突外侧 2 cm 左右向上与后缘相移行。

回顾与思考	1. 在标本上说明肺的形态、分叶及位置。 2. 在活体上指出肺的前缘与下缘的位置。 3. 对照标本指出各肺段支气管的名称及其代号。 4. 对照标本指出各支气管肺段在肺实质表面的位置，并说明各肺段与相应肺段支气管的对应关系。
作业	肺实验报告

十、胸膜与纵隔实验

实验项目	胸膜与纵隔实验
实验目的	1. 掌握：胸膜的分部与胸膜隐窝的位置；胸膜前界及下界的体表投影。 2. 熟悉：纵隔的分区方法，各区内的主要组织结构。 3. 了解：肺的体表投影。
实验要点	1. 脏胸膜与壁胸膜的配布概况、壁胸膜的下界。 2. 胸膜腔及肋膈隐窝。 3. 纵隔的境界和分部。
实验材料	1. 胸腔解剖标本、模型。 2. 纵隔标本、模型。

实验内容及方法：

1. 胸膜

被覆于胸壁内面、纵隔两侧面和膈上面及突至颈根部等处的胸膜部分称壁胸膜，覆盖于肺表面的称脏胸膜，两层胸膜之间密闭、狭窄、呈负压的腔隙称胸膜腔。壁、脏两层胸膜在肺根表面及下方互相移行，肺根下方相互移行的两层胸膜重叠形成三角形的皱襞称肺韧带。

1.1 壁胸膜

在胸腔解剖标本上可先察看壁胸膜的配布，依其衬覆部位不同分为以下 4 部分：

（1）肋胸膜：衬覆于肋骨、胸骨、肋间肌、胸横肌及胸内筋膜等诸结构内面的浆膜。其前缘位于胸骨后方，后缘达脊柱两侧，下缘以锐角反折移行为膈胸膜，上部移行为胸膜顶。

（2）膈胸膜：覆盖于膈上面，与膈紧密相贴、不易剥离。

（3）纵隔胸膜：衬覆于纵隔两侧面，其中部包裹肺根并移行为脏胸膜。纵隔胸膜向上移行为胸膜顶，下缘连接膈胸膜，前、后缘连接肋胸膜。

（4）胸膜顶：是肋胸膜和纵隔胸膜向上的延续，突至胸廓上口平面以上，与肺尖表面的脏胸膜相对。在胸锁关节与锁骨中、内 1/3 交界处之间，胸膜顶高出锁骨上方2.5（1~4）cm。经锁骨上臂丛麻醉或针刺时，为防止刺破肺尖，进针点应高于锁骨上4 cm。

1.2 脏胸膜

注意观察，脏胸膜不仅贴在肺表面，还陷入两肺的斜裂及水平裂。因其与肺实质连接紧密，故又称肺胸膜。

1.3 胸膜腔

在胸腔解剖标本上注意察看胸膜腔的情况。

胸膜腔是指脏、壁胸膜相互移行,二者之间围成的封闭的胸膜间隙,左右各一,呈负压。胸膜腔实际是个潜在的间隙,间隙内仅有少许浆液,可减少摩擦。

2. 纵隔

观察纵隔标本,可见纵隔稍偏左,为上窄下宽、前短后长。其前界为胸骨,后界为脊柱胸段,两侧为纵隔胸膜,上界是胸廓上口,下界是膈。胸骨角水平面将纵隔分为上纵隔和下纵隔。下纵隔以心包为界,又分为前、中、后纵隔。

2.1 上纵隔

上界为胸廓上口,下界为胸骨角至第4胸椎体下缘的平面,前方为胸骨柄,后方为第1~4胸椎体。其内自前向后有胸腺、左右头臂静脉、上腔静脉、膈神经、迷走神经、喉返神经、主动脉弓及其三大分支,以及后方的气管、食管、胸导管等。

2.2 下纵隔

上界为上纵隔的下界,下界是膈,两侧为纵隔胸膜。下纵隔分3部,心包前方与胸骨体之间为前纵隔;心包连同其包裹的心脏所在的部位是中纵隔;心包后方与脊柱胸段之间称后纵隔。

(1) 前纵隔:位于胸骨体与心包之间,非常狭窄,容纳胸腺或胸腺遗迹、纵隔前淋巴结、胸廓内动脉纵隔支、疏松结缔组织及胸骨心包韧带等。是胸腺瘤、皮样囊肿和淋巴瘤的好发部位。

(2) 中纵隔:在前、后纵隔之间,容纳心脏及出入心的大血管,如升主动脉、肺动脉干、左右肺动脉、上腔静脉根部、左右肺静脉、奇静脉末端及心包、心包膈动脉、膈神经和淋巴结等。是心包囊肿的发生部位。

(3) 后纵隔:位于心包与脊柱胸部之间,容纳气管杈、左右主支气管、食管、胸主动脉及奇静脉、半奇静脉、胸导管、交感干胸段和淋巴结等。纵隔内结缔组织及间隙向上经胸廓上口,向下经主动脉裂孔及食管裂孔,分别与颈部和腹腔结缔组织及间隙相互延伸,因此纵隔气肿可向上达颈部,向下至腹膜后间隙。后纵隔为支气管囊肿、神经瘤、主动脉瘤及膈疝的好发部位。

3. 胸膜隐窝

胸膜隐窝是不同部分的壁胸膜折返并相互移行处的胸膜腔,即使在深吸气时,肺缘也达不到其内,故名胸膜隐窝。主要包括肋膈隐窝、肋纵隔隐窝和膈纵隔隐窝等。

3.1 肋膈隐窝

肋膈隐窝左右各一,由肋胸膜与膈胸膜折返形成,是诸胸膜隐窝中位置最低、容量最大的部位。深度可达两个肋间隙,胸膜腔积液常先积存于肋膈隐窝。

3.2 肋纵隔隐窝

肋纵隔隐窝位于心包处的纵隔胸膜与肋胸膜相互移行处,因左肺前缘有心切迹,所以左侧肋纵隔隐窝较大。

3.3 膈纵隔隐窝

膈纵隔隐窝位于膈胸膜与纵隔胸膜之间,因心尖向左侧突出而形成,故该隐窝仅存在于左侧胸膜腔。

观察胸膜下界与肺下缘的位置关系。

各部壁胸膜相互移行折返之处称胸膜折返线。肋胸膜与纵隔胸膜前缘的折返线是胸膜前界;与其后缘的折返线是胸膜后界;而肋胸膜与膈胸膜的折返线则是胸膜下界。

4. 胸膜体表投影

4.1 胸膜前界体表投影

其上端起自锁骨中、内 1/3 交界处上方约 2.5 cm 的胸膜顶,向内下斜行,在第 2 胸肋关节水平,两侧互相靠拢,在正中线附近垂直下行。

右侧于第 6 胸肋关节处越过剑肋角与胸膜下界相移行;左侧在第 4 胸肋关节处转向外下方,沿胸骨的侧缘约 2~2.5 cm 的距离向下行,于第 6 肋软骨后方与胸膜下界相移行。

因此左右胸膜前界的上下部分彼此分开,中间部分彼此靠近。上部在第 2 胸肋关节平面以上胸骨柄后方,两侧胸膜前折返线之间呈倒三角形区,称胸腺区。下部在第 4 胸肋关节平面以下两侧胸膜折返线互相分开,形成位于胸骨体下部和左侧第 4、5 肋软骨后方的三角形区,称心包区。

此区心包前方无胸膜遮盖,因此,左剑肋角处是临床进行心包穿刺术的安全区。

4.2 左右侧胸膜下界

右侧的胸膜下界前内侧端起自第 6 胸肋关节的后方;左侧的胸膜下界内侧端则起自第 6 肋软骨后方。两侧胸膜下界起始后,分别斜向胸下部左右侧的外下方,它们在锁骨中线与第 8 肋相交,腋中线与第 10 肋相交,肩胛线与第 11 肋相交,终止于第 12 胸椎高度。

回顾与思考	1. 在标本上指出各部胸膜的位置及名称。 2. 对照标本说明肋膈隐窝的位置及形成。 3. 联系肺下缘的体表投影,在活体上描述胸膜下界的位置。 4. 对照标本说明纵隔的范围及分部的标志。
作业	胸膜与纵隔实验报告

泌尿系统实验

十一、肾实验

实验项目	肾实验
实验目的	1. 掌握:泌尿系统的组成;肾冠状面上的主要结构。 2. 熟悉:肾的血管和肾段。 3. 了解:肾的体表投影。
实验要点	1. 肾的位置及毗邻。 2. 肾的形态,肾门诸结构以及肾门与腰椎的位置关系。 3. 肾的 3 层被膜。 4. 肾皮质、肾髓质的构造及肾盂、肾大盏、肾小盏的联属关系。
实验材料	1. 腹膜后间隙器官标本。 2. 离体肾及肾的剖面标本。 3. 泌尿生殖系标本。 4. 通过肾中部的腹后壁横切标本。 5. 新鲜猪肾。

实验内容及方法:

在显示腹膜后间隙器官的标本上,观察左右肾的形态、位置和结构。

1. 肾的形态

肾是实质性器官,左右各一,形似蚕豆,位于腹后壁。

2. 肾的位置

一般左肾上端平等 11 胸椎的下缘,下端平第 2 腰椎,第 12 肋斜过左肾后方的中部,因受肝的影响,右肾较左肾约低 1～2 cm(半个椎体),第 12 肋通常位于右肾后份的上部。

与肾有关的这些骨性结构,由于膈的掩盖,多数不能从前方直接见到,而必须在肋膈隐窝内,用手轻轻略向前掀起膈的后部才能查看。

3. 肾的结构

3.1 肾的内外侧、前后面、上下端

肾分内外侧两缘、前后两面及上下两端。内侧缘中部呈四边形的凹陷为肾门,为肾的血管、神经、淋巴管及肾盂出入之门户,约平第 1 腰椎,两肾的上内侧有肾上腺。

3.2 出入肾门诸结构

出入肾门诸结构为结缔组织包裹称肾蒂,检查两侧肾蒂的长短差别;辨认构成肾蒂的肾动脉,肾静脉和肾盂。右肾蒂较左肾蒂短,是因为下腔静脉靠近右肾的缘故。

3.3 肾蒂内各结构的排列关系

自前向后顺序为:肾静脉、肾动脉和肾盂末端;自上而下顺序是:肾动脉、肾静脉和肾盂。

3.4 肾窦

由肾门伸入肾实质的凹陷称肾窦,为肾血管、肾小盏、肾大盏、肾盂和脂肪等所占据。肾的前面凸向前外侧,后面紧贴腹后壁,上端宽而薄,下端窄而厚。

3.5 肾的实质

取肾的剖面标本和新鲜猪肾的剖面标本,观察新鲜肾的实质,其外周部呈暗红色的肾皮质,位于肾锥体之间的肾皮质叫肾柱,肾皮质深部色较淡的肾髓质,经固定后的肾皮质色较淡,而髓质色较深。

3.6 肾髓质

肾髓质由肾锥体构成,其尖端即肾乳头,伸向肾窦,漏斗状的肾小盏紧紧包绕肾乳头;肾小盏合成肾大盏,每侧肾有 2~3 个肾大盏,它们集合形成肾盂。

取通过肾中部的腹后壁横切标本观察,可见肾的一面被有薄而坚韧的纤维囊,纤维囊的周围与由脂肪组织械成的脂肪囊,脂肪囊在近肾的两侧和肾的后方处,特别厚。脂肪囊的外周为较致密的肾筋膜,其后层较明显。

回顾与思考	1. 在人体骨架及活体上标划出肾的位置和肾门的体表投影。 2. 肾蒂的结构。 3. 在肾的剖面标本上找出肉眼能看到的全部结构。
作业	肾实验报告

十二、输尿管、膀胱、尿道实验

实验项目	输尿管、膀胱、尿道实验
实验目的	1. 掌握:输尿管的分部及生理性狭窄;膀胱分部及膀胱三角的结构特点。 2. 熟悉:膀胱的内部结构。 3. 了解:男、女性尿道的形态特点。
实验要点	1. 输尿管的行程和分段,腹段与腰大肌的位置关系。输尿管的 3 个狭窄。 2. 膀胱的位置与充盈程度的关系,膀胱后面的毗邻,膀胱三角的位置和该区黏膜的特点。
实验材料	1. 腹膜后间隙器官标本。 2. 男、女性泌尿生殖器标本。 3. 男、女性盆腔正中矢状切面标本。 4. 腹膜后间留器官标本。 5. 离体膀胱标本。

实验内容及方法:

1. 输尿管

在泌尿生殖器标本和腹膜后间隙器官标本上,观察输尿管的形态、行程和 3 个狭窄的部位。

输尿管是成对器官,约平第 2 腰椎上缘起自肾盂末端,终于膀胱。全长分 3 部,即输尿管腹部、输尿管盆部和输尿管壁内部。

1.1 输尿管腹部

起自肾盂下端,经腰大肌前面下行至其中点附近,与睾丸血管(男性)或卵巢血管(女性)交叉,通常血管在其前方走行,达骨盆入口处。在此处,左输尿管越过左髂总动脉末端前方;右输尿管则经过右髂外动脉起始部的前方。

1.2 输尿管盆部

自小骨盆入口处,经盆腔侧壁和髂内血管、腰骶干和骶髂关节前方下行,跨过闭孔神经血管束,达坐骨棘水平。

男性输尿管走向前、内、下方,经直肠前外侧壁与膀胱后壁之间下行,在输精管后外方与之交叉,从膀胱底外上角向内下穿入膀胱壁。两侧输尿管达膀胱后壁时相距约 5 cm。

女性输尿管经子宫颈外侧约 2.5 cm 处,从子宫动脉后下方绕过,行向下内至膀胱底穿入膀胱壁内。

1.3 输尿管壁内部

输尿管壁内部是位于膀胱壁内,斜行的输尿管部分。在膀胱空虚时,膀胱三角区的两输尿管口间距约 2.5 cm。当膀胱充盈时,膀胱内压的升高可引起壁内部的管腔闭合,可阻止尿液由膀胱向输尿管反流。

输尿管全程有 3 处狭窄:

(1) 上狭窄:位于肾盂输尿管移行处。

(2) 中狭窄:位于骨盆上口,输尿管跨过髂血管处。

(3) 下狭窄:在输尿管的壁内部。狭窄处口径只有 0.2~0.3 cm。

2. 膀胱

膀胱是储存尿液的肌性囊状器官,其形状、大小、位置和壁的厚度,随尿液充盈程度而异。

2.1 膀胱的位置、形态

在男、女性盆腔正中矢状切两标本上,观察膀胱的位置,体会膀胱充盈程度不同时,其位置与耻骨联合的关系。

观察膀胱后面的毗邻器官:膀胱前方为耻骨联合,膀胱与耻骨联合二者之间称膀胱前隙或耻骨后间隙。此间隙内,男性有耻骨前列腺韧带;女性有耻骨膀胱韧带,该韧带是女性耻骨后面和盆筋膜腱弓前部与膀胱颈之间相连的两条结缔组织索。

此外,此间隙中并有丰富的结缔组织和静脉丛。在男性膀胱的后方与精囊、输精管壶腹和直肠相毗邻;在女性,膀胱的后方与子宫和阴道相邻接。

男性两侧输精管壶腹间区,称输精管壶腹三角;借结缔组织连接直肠壶腹,称直肠膀胱筋膜。空虚时膀胱全部位于盆腔内,充盈时膀胱腹膜折返线可上移至耻骨联合上方。此时,可在耻骨联合上方行穿刺术,不会伤及腹膜和污染腹膜腔。

新生儿膀胱的位置高于成年人,尿道内口在耻骨联合上缘水平。老年人的膀胱位置较低。

耻骨前列腺韧带和耻骨膀胱韧带以及脐正中襞与脐外侧襞等结构将膀胱固定于盆腔。这些结构的发育不良是膀胱脱垂与女性尿失禁的重要原因。

取膀胱腔内充有明胶的标本,分辨膀胱尖、膀胱体、膀胱颈和膀胱底:膀胱尖朝向前上方,由此沿腹前壁至脐之间有一皱襞为脐正中韧带。膀胱的后面朝向后下方,呈三角形,为膀胱底。膀胱尖与底之间为膀胱体。膀胱的最下部称膀胱颈,与男性的前列腺底和与女性的盆膈相接。

2.2 膀胱的内面结构

在切开膀胱前壁的标本上,观察膀胱的黏膜皱襞,辨认光滑无皱襞的膀胱三角。

膀胱内面被覆黏膜,当膀胱壁收缩时,黏膜聚集成皱襞称膀胱襞。

而在膀胱底内面,位于左右输尿管口和尿道内口之间的三角形的区域,此处膀胱黏膜与肌层紧密连接,缺少黏膜下层组织,无论膀胱扩张或收缩,始终保持平滑,称膀胱三角。

两个输尿管口之间的皱襞称输尿管间襞,膀胱镜下所见为一苍白带,是临床寻找输尿管口的标志。在男性尿道内口后方的膀胱三角处,受前列腺中叶推挤形成纵嵴状隆起称膀胱垂。

膀胱三角是肿瘤、结核和炎症的好发部位,膀胱镜检查时应特别注意。

3. 尿道

在女性标本上观察女性尿道的毗邻,注意长、宽度的特点和尿道外口的位置。

回顾与思考	1. 对照标本,说明输尿管的分段、行程和 3 个狭窄的位置。 2. 说明膀胱的位置,可随充盈程度不同而有变化的临床意义。 3. 在标本上指出膀胱的分部和膀胱三角。
作业	输尿管、膀胱、尿道实验

生殖系统实验

十三、男性生殖系统实验

实验项目	男性生殖系统实验
实验目的	1. 掌握：睾丸、附睾的位置、精索的位置及其组成；前列腺的位置和形态。 2. 熟悉：阴茎的分部和形态结构；射精管的组成；睾丸、附睾的形态和结构；输精管的行程、位置和分部； 3. 了解：坐骨肛门窝的位置。
实验要点	1. 内外生殖器的组成及各器官的通连关系。 2. 睾丸、附睾的形态和位置，睾丸鞘膜。 3. 输精管的形态特点和行程，射精管、输精管及精囊腺的位置关系，射精管的开口部位。精索的位置和内容。 4. 前列腺的位置、形态和毗邻。 5. 阴茎的位置、形态、分部及构造。阴囊的位置及内容物。 6. 男性尿道的分部、狭窄和弯曲及其与生殖管道的通连关系。
实验材料	1. 男性盆腔正中矢状切面标本。 2. 男性生殖器标本（切除盆腔后壁和直肠，解剖腹股沟管和阴囊）。 3. 阴茎的解剖标本及阴茎横切标本。

实验内容及方法：

1. 睾丸和附睾

观察男性生殖器标本，可见睾丸及附睾均位于阴囊内。

1.1 睾丸

1.1.1 睾丸的形态

睾丸呈微扁的椭圆形，表面光滑，前缘游离；后缘有血管、神经和淋巴管出入，并与附睾和输精管睾丸部相接触；上端被附睾头遮盖，下端游离；外侧面较隆凸，与阴囊壁相贴；内侧面较平坦，与阴囊中隔相依。

新生儿的睾丸相对较大，性成熟期以前发育较慢，随着性成熟迅速生长，老年人的睾丸则萎缩变小。

1.1.2　睾丸的结构

观察睾丸矢状切标本:睾丸表面有一层坚厚的纤维膜,称为白膜。白膜在睾丸后缘增厚,并凸入睾丸内形成睾丸纵隔。

从纵隔发出许多睾丸小隔,呈扇形伸入睾丸实质并与白膜相连,它们将睾丸实质分为100~200个锥体形的睾丸小叶。每个小叶内含有2~4条盘曲的精曲小管,其上皮能产生精子。

小管之间的结缔组织内,有分泌男性激素的间质细胞。精曲小管向睾丸纵隔方向集中并汇合成精直小管,进入睾丸纵隔后交织成睾丸网,从睾丸网发出12~15条睾丸输出小管,出睾丸后缘的上部进入附睾。

1.2　附睾

辨认附睾的头、体、尾3部分:呈新月形,紧贴睾丸的上端和后缘而略偏外侧。上端膨大为附睾头,中部为附睾体,下端为附睾尾。

睾丸输出小管进入附睾后,弯曲盘绕形成膨大的附睾头,末端汇合成一条附睾管。附睾管迂曲盘回而成附睾体和尾,附睾尾折返弯向上移行为输精管。

附睾为暂时储存精子的器官,分泌的附睾液供给精子营养,促进精子进一步成熟。附睾为结核的好发部位。

2. 输精管、射精管

观察男性生殖器标本,查看输精管的起始及行程;注意观察睾丸、附睾及输精管起始段三者的位置关系。

2.1　输精管

输精管是附睾管的直接延续,管壁较厚,肌层较发达而管腔较小。活体触摸时,呈坚实的圆索状。输精管较长,依其行程可分为4部:

2.1.1　睾丸部

睾丸部最短,始于附睾尾,沿睾丸后缘弯曲上行至睾丸上端。

2.1.2　精索部

精索部介于睾丸上端与腹股沟管浅(皮下)环之间,在精索其他结构的后内侧。此段位于皮下,又称皮下部,易于触知,为结扎输精管的良好部位。

2.1.3　腹股沟管部

腹股沟管部位于腹股沟管的精索内。疝修补术时,注意勿伤及。

2.1.4　盆部

盆部为最长的一段,由腹股沟管深(腹)环出腹股沟管,弯向内下,沿盆侧壁行向后下,经输尿管末端的前内方转至膀胱底的后面,在此两侧输精管逐渐接近,并膨大成输精管壶腹。输精管末端变细,与精囊的排泄管汇合成射精管。

精索为柔软的圆索状结构,从腹股沟管深环穿经腹股沟管,出腹股沟管浅环后延至睾丸上端。精索内主要有输精管、睾丸血管、输精管血管、神经、淋巴管和腹膜鞘突的残余(鞘韧带)等。精索表面包有3层被膜,从内向外依次为精索内筋膜、提睾肌和精索外筋膜。

2.2 射精管

射精管由输精管的末端与精囊的排泄管汇合而成,长约 2 cm,向前下穿前列腺实质,开口于尿道的前列腺部。

3. 精囊前列腺尿道球腺

观察男性盆腔正中矢状切面标本:应注意观察输精管末端、精囊腺及前列腺与直肠前壁的位置关系。

3.1 精囊

精囊又称精囊腺,为长椭圆形的囊状器官,表面凹凸不平,位于膀胱底的后方,输精管壶腹的下外侧,左右各一,由迂曲的管道组成,其排泄管与输精管壶腹的末端汇合成射精管。精囊的分泌物参与精液的组成。

3.2 前列腺

3.2.1 前列腺的位置、形态

观察男性盆腔正中矢状切面标本:前列腺位于膀胱的下方,包绕尿道的起始段(尿道前列腺部)。为一单个器官,形态与栗子相似,其表面包有筋膜鞘,称前列腺囊,囊与前列腺之间有前列腺静脉丛。

上端宽大称为前列腺底,邻接膀胱颈;下端尖细,称为前列腺尖,位于尿生殖膈上。底与尖之间的部分为前列腺体。体的后面平坦,中间有一纵行浅沟,称前列腺沟,活体直肠指诊可扪及此沟。前列腺肥大时,此沟消失。

3.2.2 前列腺部

男性尿道在前列腺底近前缘处穿入前列腺,即为尿道的前列腺部。该部经腺实质前部下行,由前列腺尖穿出。近底的后缘处,有一对射精管穿入前列腺,斜向前下方,开口于尿道的前列腺部后壁的精阜上。

前列腺的排泄管开口于尿道的前列腺部后壁尿道嵴的两侧。

3.2.3 前列腺的分叶

观察前列腺矢状切面和水平切面标本:前列腺一般分为 5 叶,前叶、中叶、后叶和两侧叶。

前叶很小,位于尿道的前列腺部的前方、左右侧叶之间。

中叶呈楔形,位于尿道的前列腺部与射精管之间。

左右侧叶分别位于尿道的前列腺部、中叶和前叶的两侧。老年人因激素平衡失调,前列腺结缔组织增生而引起的前列腺肥大,常发生在中叶和侧叶,从而压迫尿道,造成排尿困难甚至尿潴留。

后叶位于中叶和两侧叶的后方,是前列腺肿瘤的易发部位。

3.3 尿道球腺

尿道球腺是一对豌豆大的球形腺体,位于会阴深横肌内。腺的排泄管细长,开口于尿道球部。尿道球腺的分泌物参加精液的组成,有利于精子的活动。

4. 阴茎和阴囊

4.1 阴茎观察

阴茎的解剖标本:阴茎分根、体、头 3 部分。后端为阴茎根,藏于阴囊和会阴部皮肤

的深面,固定于耻骨下支和坐骨支,为固定部。中部为阴茎体,呈圆柱形,以韧带悬于耻骨联合的前下方,为可动部。阴茎前端膨大,称阴茎头,头的尖端有较狭窄的尿道外口,呈矢状位。阴茎头后较细的部分称阴茎颈。

4.1.1　阴茎、尿道海绵体

观察阴茎横切标本:可见阴茎主要由两条阴茎海绵体和一条尿道海绵体组成,每个海绵体的外面都包有一层厚而致密的纤维膜,分别为阴茎海绵体白膜和尿道海绵体白膜。

(1) 阴茎海绵体:海绵体内部由许多海绵体小梁和腔隙构成,腔隙与血管相通。当腔隙充血时,阴茎即变粗变硬而勃起。纤维膜外面包被筋膜及皮肤。

阴茎海绵体为两端细的圆柱体,左右各一,位于阴茎的背侧。二者紧密结合,向前伸延,尖端变细,嵌入阴茎头内面的凹陷内。其后端左、右分离,称阴茎脚,分别附于两侧的耻骨下支和坐骨支。

(2) 尿道海绵体:尿道海绵体位于阴茎海绵体的腹侧,尿道贯穿其全长。尿道海绵体中部呈圆柱形,前端膨大为阴茎头,后端膨大为尿道球,位于两侧的阴茎脚之间,固定于尿生殖膈的下面。

4.1.2　阴茎包皮、包皮系带

在男性生殖器标本上,观察阴茎包皮的形成和包皮系带的位置:3 个海绵体的外面共同包有深、浅筋膜和皮肤。

(1) 阴茎包皮:阴茎的皮肤薄而柔软,富有伸展性。它在阴茎颈的前方形成双层游离的环形皱襞,包绕阴茎头,称为阴茎包皮。包皮前端围成包皮口。

(2) 包皮系带:阴茎包皮与阴茎头的腹侧中线处连有一条皮肤皱襞,称包皮系带。

幼儿的包皮较长,包着整个阴茎头,随着年龄的增长,包皮逐渐向后退缩,包皮口逐渐扩大,阴茎头显露于外。

如果至成年以后,阴茎头仍被包皮包覆,或包皮口过小,包皮不能退缩暴露阴茎头时,则称为包皮过长或包茎。在这两种情况下,包皮腔内易存留污物而导致炎症,也可能成为阴茎癌的诱发因素。因此,应行包皮环切术。手术时需注意勿伤及包皮系带,以免影响阴茎正常的勃起。

4.1.3　阴茎的筋膜

(1) 浅筋膜:阴茎的浅筋膜不明显,无脂肪组织,且与阴囊肉膜、腹前外侧壁的 Scarpa 筋膜和会阴部的 Colles 筋膜相延续。

(2) 深筋膜:阴茎的深筋膜在阴茎前端变薄并消失,在阴茎根处形成阴茎悬韧带,将阴茎悬吊于耻骨联合前面和白线。

4.2　阴囊

阴囊位于阴茎后下方,是一皮肤囊袋。

4.2.1　阴囊的内容物

在男性生殖器标本上查看阴囊的内容物,阴囊壁由皮肤和肉膜组成。

(1) 阴囊皮肤:薄而柔软,有少量阴毛,色素沉着明显。

阴囊皮肤表面沿中线有纵行的阴囊缝,其深面的肉膜向深部发出阴囊中隔,将阴囊分为左右两腔,分别容纳左右睾丸、附睾及精索等。

(2) 肉膜:为浅筋膜,与腹前外侧壁浅筋膜深层(Scarpa 筋膜)和会阴浅筋膜(Colles 筋膜)相延续。肉膜内含有平滑肌纤维,可随外界温度的变化而舒缩,以调节阴囊内的温度,有利于精子的发育与生存。

4.2.2 阴囊深面被膜

阴囊深面有包被睾丸、附睾和精索的被膜,由外向内有:

(1) 精索外筋膜:为腹外斜肌腱膜的延续。

(2) 提睾肌:来自腹内斜肌和腹横肌的肌纤维束,排列稀疏呈袢状,可反射性地上提睾丸。

(3) 精索内筋膜:为腹横筋膜的延续。

(4) 睾丸鞘膜:来源于腹膜,分为壁层和脏层,壁层紧贴精索内筋膜内面,脏层包贴睾丸和附睾等表面。脏、壁两层在睾丸后缘处互相折返移行,二者之间的腔隙即为鞘膜腔,内有少量浆液。

若腹膜鞘突上部闭锁不全或鞘膜腔感染而发炎时,可形成鞘膜积液。

5. 男性尿道

观察男性盆腔正中矢状切面标本。

根据尿道穿过的结构辨认尿道的分部,并注意观察 3 个狭窄、3 个膨大和 2 个弯曲的位置。

5.1 前列腺部

前列腺部为尿道穿过前列腺的部分,长约 3 cm,是尿道中最宽和最易扩张的部分。此部后壁上有一纵行隆起,称为尿道嵴,嵴中部隆起的部分称为精阜。精阜中央有小凹陷,称前列腺小囊,其两侧各有一个细小的射精管口。尿道嵴两侧的尿道黏膜上有许多细小的前列腺排泄管的开口。

5.2 膜部

膜部为尿道穿过尿生殖膈的部分,长约 1.5 cm,是三部中最短的部分,其周围有尿道括约肌环绕,该肌为横纹肌,有控制排尿的作用,又称尿道外括约肌。膜部位置比较固定,当骨盆骨折时,易损伤此部。临床上将尿道的前列腺部和膜部合称为后尿道。

5.3 海绵体部

海绵体部为尿道穿过尿道海绵体的部分,是尿道最长的一段,长约 12~17 cm,临床上称为前尿道。

尿道球内的尿道最宽,称尿道球部,尿道球腺开口于此。阴茎头内的尿道扩大成尿道舟状窝。尿道的黏膜下层有许多黏液腺,称尿道腺,其排泄管开口于尿道黏膜。

5.4 解剖特点

男性尿道粗细不一,有 3 个狭窄、3 个膨大和 2 个弯曲。

(1) 3 个狭窄:分别位于尿道内口、尿道膜部和尿道外口,以外口最窄。尿道结石常易嵌顿在这些狭窄部位。

（2）3 个膨大：分别位于尿道的前列腺部、尿道球部和尿道舟状窝。

（3）2 个弯曲：凸向下后方的耻骨下弯和凸向上前方的耻骨前弯。

① 耻骨下弯是恒定的，位于耻骨联合下方 2 cm 处，包括尿道的前列腺部、膜部和海绵体部的起始段。②耻骨前弯位于耻骨联合前下方，阴茎根与阴茎体之间，阴茎勃起或将阴茎向上提起时，此弯曲即可变直而消失。

临床上行膀胱镜检查或导尿时，应注意这些解剖特点。

回顾与思考	1. 在标本上辨认并描述男性生殖器的组成。 2. 结合标本，按顺序说明精子排出时所经过的器官和结构。考虑结扎输精管的理想部位。 3. 在标本上说明精囊腺、输精管末端和前列腺与直肠的位置关系及其临床意义。 4. 在标本上正确地指出男性尿道的分部、狭窄及弯曲，前尿道及后尿道的概念。
作业	男性生殖系统实验报告

十四、女性生殖系统实验

实验项目	女性生殖系统实验
实验目的	1. 掌握：卵巢的位置、形态及韧带；输卵管、子宫的形态、位置和分部。 2. 熟悉：坐骨肛门窝的位置；阴道的位置和阴道穹、阴蒂的分布及形态结构。
实验要点	1. 卵巢和输卵管的位置、形态，输卵管的分部。 2. 子宫的形态、位置和分部。 3. 阴道的位置、毗邻；阴道弯形成及毗邻；阴道口及尿道口的位置。
实验材料	1. 女性盆腔标本。 2. 女性盆腔正中矢状切面标本。 3. 离体的女性生殖器解剖标本（切开子宫前壁和阴道前壁）。 4. 女阴标本。

实验内容及方法：

1. 卵巢

观察女性盆腔解剖标本，注意卵巢与子宫阔韧带的关系。

卵巢是女性生殖腺，左右各一，位于盆腔内，贴靠小骨盆侧壁、相当于髂内外动脉的夹角处的卵巢窝，窝底有腹膜壁层覆盖。

胚胎早期，卵巢沿着体壁背侧向下，最后移至盆腔。

1.1 卵巢的形态

卵巢呈扁卵圆形，略呈灰红色，被子宫阔韧带后层所包绕。可分为内外侧两面，前后两缘和上下两端。

1.1.1 内外侧

外侧面与卵巢窝相依；内侧面朝向盆腔，与小肠相邻。

1.1.2 前后缘

后缘游离，称独立缘；前缘借卵巢系膜连于子宫阔韧带，称卵巢系膜缘，其中部有血管、神经等出入，称卵巢门。

1.1.3 上下端

上端与输卵管伞相接触，又称输卵管端，并有卵巢悬韧带相连；下端借卵巢固有韧带连于子宫，又称子宫端。

1.1.4　卵巢的大小和形状

卵巢的大小和形状随年龄增长呈现差异:成年女子的卵巢大小约 4 cm×3 cm× 1 cm,重 5~6g。幼女的卵巢较小,表面光滑。性成熟期卵巢最大,以后由于多次排卵, 卵巢表面出现瘢痕,显得凹凸不平。35~40 岁卵巢开始缩小;50 岁左右随月经停止而 逐渐萎缩。

1.1.5　卵巢表面上皮

卵巢表面的上皮在胚胎时期为立方上皮,是卵细胞的生发处,成年后变为扁平上 皮。上皮的深面为一层致密的结缔组织,称为卵巢白膜。

1.1.6　卵巢的实质

卵巢的实质分为浅层的皮质和深层的髓质。

(1) 卵巢的皮质:内含有大小不等、数以万计处于发育不同阶段的卵泡。

成熟的卵泡经卵巢表面以破溃的方式将卵子排至腹膜腔。一般一个月经周期(28 天)两侧卵巢只排一个卵子。排出卵细胞后的卵泡形成黄体,黄体能分泌孕酮(黄体酮)和 少量雌激素。如未受孕,黄体在 2 周后开始退化,逐渐被结缔组织代替,形成白体。

(2) 卵巢的髓质:位于卵巢的中央部,由疏松结缔组织、血管、淋巴管和神经等组成。

1.2　卵巢的固定装置

卵巢在盆腔内的正常位置主要靠韧带维持。

1.2.1　卵巢悬韧带

卵巢悬韧带是由腹膜形成的皱襞,起自小骨盆侧缘,向内下至卵巢的上端。韧带 内含有卵巢动静脉、淋巴管、神经丛、少量结缔组织和平滑肌纤维。它是寻找卵巢动静 脉的标志,临床上又称骨盆漏斗韧带。

1.2.2　卵巢固有韧带

卵巢固有韧带又称卵巢子宫索,由结缔组织和平滑肌纤维构成,表面盖以腹膜,形 成腹膜皱襞,自卵巢下端连至输卵管与子宫结合处的后下方。此外,子宫阔韧带的后 层覆盖卵巢和卵巢固有韧带,对卵巢也起固定作用。

2. 输卵管

输卵管是输送卵子的肌性管道,左右各一,由卵巢上端连于子宫底的两侧,位于子 宫阔韧带的上缘内。

其内侧端以输卵管子宫口与子宫腔相通,外侧端以输卵管腹腔口开口于腹膜腔。

由内侧向外侧分为 4 部,在标本上辨认输卵管的分部;注意观察和体会各部的形态 特点及通连关系。

2.1　输卵管子宫部

输卵管子宫部为输卵管贯穿子宫壁内的一段,直径最细,约 1 mm,以输卵管子宫 口通子宫腔。

2.2　输卵管峡部

输卵管峡部紧接子宫壁、较短而细直,管腔狭窄,壁较厚,血管较少,水平向外移行 为壶腹部。峡部是输卵管结扎术的常选部位。

2.3 输卵管壶腹

输卵管壶腹约占输卵管全长的 2/3,粗而弯曲,血管丰富。卵子通常在此部与精子结合成受精卵,经输卵管子宫口入子宫,植入子宫内膜中发育成胎儿。若受精卵未能迁移入子宫而在输卵管或腹膜腔内发育,即宫外孕。

2.4 输卵管漏斗

输卵管漏斗为输卵管外侧端呈漏斗状膨大的部分,向后下弯曲覆盖在卵巢后缘和内侧面。漏斗末端的中央有输卵管腹腔口开口于腹膜腔,卵巢排出的卵子即由此进入输卵管。腹腔口周围,输卵管末端的边缘形成许多细长的指状突起,称为输卵管伞,盖于卵巢表面,其中一条较大的突起连于卵巢,称卵巢伞。有人认为,此伞有引导卵子进入输卵管漏斗的作用。

3. 子宫

3.1 子宫的形态

在女性盆腔正中矢状切面标本上,成人未孕子宫呈前后稍扁、倒置的梨形,位于小骨盆腔中央、膀胱与直肠之间。注意观察子宫的前倾、前屈位(子宫与阴道之间形成的开口向前的角度为前倾,子宫体与子宫颈之间构成开口向前的弯曲即前屈)。

注意观察子宫的分部及与输卵管、阴道的通连关系:子宫分为底、体、颈 3 部。

(1) 子宫底:为输卵管子宫口以上的部分,宽而圆凸。

(2) 子宫颈:为下端较窄而呈圆柱状的部分,在成人长约 2.5～3.0 cm,由突入阴道的子宫颈阴道部和阴道以上的子宫颈阴道上部组成。子宫颈为肿瘤的好发部位。

(3) 子宫体:位于子宫底与子宫颈之间,子宫与输卵管相接处称子宫角。

子宫体与子宫颈移行部之间较为狭细的、长约 1 cm 部分称子宫峡。非妊娠时,子宫峡不明显;妊娠期,子宫峡逐渐伸展变长,形成"子宫下段";至妊娠末期,此部可延长至 7～11 cm,峡壁逐渐变薄。产科常在此处进行剖宫术,可避免进入腹膜腔,减少感染的机会。

子宫体的内腔(子宫腔)呈底向上、尖向下的三角形;子宫颈的内腔(子宫颈管)呈梭形。子宫腔向两侧分别与左右输卵管相通,向下通子宫颈管。子宫颈管下口向下,与阴道相通。

3.2 子宫的固定装置

子宫借韧带、阴道、尿生殖膈和盆底肌等维持其正常位置。子宫的韧带有:

3.2.1 子宫阔韧带

子宫阔韧带位于子宫两侧,略呈冠状位,由子宫前、后面的腹膜自子宫侧缘向两侧延伸至盆侧壁和盆底的双层腹膜构成,可限制子宫向两侧倾倒。子宫阔韧带的上缘游离,包裹输卵管,上缘外侧 1/3 为卵巢悬韧带。阔韧带的前叶覆盖子宫圆韧带,后叶覆盖卵巢和卵巢固有韧带。前、后叶之间的疏松结缔组织内还有子宫动、静脉、神经、淋巴管等。子宫阔韧带依其附着,可分为子宫系膜、输卵管系膜和卵巢系膜 3 部分。

3.2.2 子宫圆韧带

注意子宫圆韧带的位置并与输卵管进行鉴别。

子宫圆韧带为一对扁索状韧带,由结缔组织和平滑肌构成。它起于子宫体前面的上外侧,子宫角的下方;在阔韧带前叶的覆盖下向前外侧弯行,经腹股沟管深环进入腹股沟管;出腹股沟管浅环后分散为纤维束,止于阴阜和大阴唇皮下。

子宫圆韧带有淋巴管分布,子宫的恶性肿瘤可经此韧带转移至腹股沟浅淋巴结近侧群。子宫圆韧带对维持子宫的前倾位有一定作用。

3.2.3 子宫主韧带

子宫主韧带又称子宫旁组织,位于子宫阔韧带的基部,从子宫颈两侧缘延至盆侧壁。子宫主韧带由纤维结缔组织和平滑肌纤维构成,较强韧,它是维持子宫颈正常位置,防止向下脱垂的重要结构之一。

3.2.4 子宫骶韧带

子宫骶韧带由结缔组织和平滑肌纤维构成,从子宫颈后面的上外侧向后弯行,绕过直肠的两侧,止于第2、3骶椎前面的筋膜。其表面盖以腹膜形成弧形的直肠子宫襞。此韧带向后上牵引子宫颈,与子宫圆韧带协同,维持子宫的前屈位。

如果子宫的固定装置薄弱或受损伤,可导致子宫位置异常;如子宫口低于坐骨棘平面,甚至脱出阴道,则形成子宫脱垂。

4. 阴道

在女性盆腔正中矢状切面标本上,观察阴道前后壁的毗邻关系;观察阴道穹的前后两部,比较阴道穹前后两部的深浅并注意它们的毗邻。

在女性生殖器的解剖标本上,观察阴道穹的两侧部。

4.1 阴道前、后、侧壁

阴道位于小骨盆中央,为连接子宫和外生殖器的肌性管道,是女性的交接器官,也是排出月经和娩出胎儿的管道,由黏膜、肌层和外膜组成,富于伸展性。有前壁、后壁和侧壁,前后壁互相贴近,前有膀胱和尿道,后邻直肠。

经直肠前壁,可触诊到直肠子宫陷凹和子宫颈等。

下端以阴道口开口于阴道前庭;上端宽阔,包绕子宫颈阴道部。两者之间的环形凹陷称阴道穹。

4.2 阴道穹前、后、侧部

阴道穹分为互相连通的前部、后部和侧部,以阴道穹后部最深,其后上方即为直肠子宫陷凹,两者间仅隔以阴道后壁和覆盖其上的腹膜。临床上可经阴道后穹穿刺,以引流直肠子宫陷凹内的积液或积血,进行诊断和治疗。

阴道下部穿过尿生殖膈,膈内的尿道、阴道括约肌以及肛提肌均对阴道有括约作用。

5. 女性外生殖器

女性外生殖器即女性外阴(女阴)。在女性外阴标本上辨认阴阜、大阴唇、小阴唇、阴道前庭、阴蒂和前庭球等结构。

(1)阴阜:阴阜为耻骨联合前方的皮肤隆起,皮下富有脂肪。性成熟期以后,生有阴毛。

（2）大阴唇：大阴唇为一对纵长隆起的皮肤皱襞。大阴唇的前端和后端左右互相连合,形成唇前连合和唇后连合。

（3）小阴唇：小阴唇位于大阴唇的内侧,为一对较薄的皮肤皱襞,表面光滑无毛。其前端延伸为阴蒂包皮和阴蒂系带,后端两侧互相会合,形成阴唇系带。

（4）阴道前庭：阴道前庭是位于两侧小阴唇之间的裂隙。阴道前庭的前部有尿道外口,后部有阴道口,口周围附着处女膜(或处女膜痕),两侧各有一个前庭大腺导管的开口。

（5）阴蒂：阴蒂由两个阴蒂海绵体组成,后者相当于男性的阴茎海绵体,亦分脚、体、头3部。阴蒂脚埋于会阴浅隙内,附于耻骨下支和坐骨支,向前与对侧结合成阴蒂体。阴蒂头露于表面,含有丰富的神经末梢。

（6）前庭球：前庭球相当于男性的尿道海绵体,呈蹄铁形,分为较细小的中间部和较大的外侧部。中间部位于尿道外口与阴蒂体之间的皮下,外侧部位于大阴唇的皮下。

（7）前庭大腺：前庭大腺又称 Bartholin 腺,形如豌豆,位于前庭球后端的深面,其导管向内侧开口于阴道口两侧的阴道前庭内。该腺相当于男性的尿道球腺,分泌物有润滑阴道口的作用。如因炎症导致导管阻塞,可形成前庭大腺囊肿。

回顾与思考	1. 在标本上辨认并描述女性生殖器。 2. 结合标本,按顺序说明卵细胞排出时所经过的器官和结构。 3. 在标本上准确地辨认输卵管及输卵管的各部。说明结扎输卵管的理想部位。 4. 在标本上说明子宫的前倾、前屈位,以及维持前倾、前屈位的主要因素。 5. 在标本上准确地指出:子宫底、子宫颈、子宫口、阴道、阴道穹、阴道口及尿道外口。
作业	女性生殖系统实验报告

十五、乳房与会阴实验

实验项目	乳房与会阴实验
实验目的	1. 掌握：女性乳房的结构。 2. 熟悉：会阴的位置和分部。
实验要点	1. 乳房的形态和结构。 2. 会阴的分部及穿过会阴的结构。
实验材料	1. 乳房的层次解剖标本及矢状切面标本。 2. 男、女性会阴及会阴肌标本。

实验内容及方法：

1. 乳房

观察乳房的层次解剖标本及矢状切面标本。男性乳房不发达，但乳头的位置较为恒定，多位于第4肋间隙，或第4及第5肋骨水平，常作为定位标志。女性乳房于青春期开始发育生长，妊娠和哺乳期有分泌活动。

1.1 位置

乳房位于胸前部，胸大肌和胸筋膜的表面，上起第2～3肋，下至第6～7肋，内侧至胸骨旁线，外侧可达腋中线。

胸大肌前面的深筋膜与乳腺体后面的包膜之间为乳腺后间隙，内有一层疏松的结缔组织，但无大血管存在，有利于隆乳术时将假体（如硅胶等）植入，使乳房隆起。有时也可将假体植入胸大肌后面的深筋膜与胸小肌之间的胸大肌后间隙。

1.2 形态

成年未产妇女的乳房呈半球形，紧张而有弹性。乳房中央有乳头，其位置因发育程度和年龄而异，通常在第4肋间隙或第5肋与锁骨中线相交处。

乳头顶端有输乳管的开口。乳头周围的皮肤色素较多，形成乳晕，表面有许多小隆起，其深面为乳晕腺，可分泌脂性物质滑润乳头。

乳头和乳晕的皮肤较薄，易受损伤而感染。妊娠和哺乳期，乳腺增生，乳房增大；停止哺乳后，乳腺萎缩，乳房变小；老年时，乳房萎缩而下垂。

1.3 结构

辨认乳腺叶及输乳管，注意输乳管的方向及开口部位。乳房悬韧带是许多结缔组织小束，观察它们的位置。

乳房由皮肤、皮下脂肪、纤维组织和乳腺构成。

纤维组织主要包绕乳腺，形成不完整的囊，并嵌入乳腺内，将腺体分割成15～20个乳腺叶，叶又分为若干乳腺小叶。一个乳腺叶有一个排泄管，称为输乳管，行向乳头，在近乳头处膨大为输乳管窦，其末端变细，开口于乳头。

乳腺叶和输乳管均以乳头为中心呈放射状排列，乳腺手术时宜作放射状切口，以减少对乳腺叶和输乳管的损伤。

乳腺周围的纤维组织还发出许多小的纤维束，向深面连于胸筋膜，向浅面连于皮肤和乳头，对乳房起支持和固定作用，称为乳房悬韧带或 Cooper 韧带。当乳腺癌侵及此韧带时，纤维组织增生，韧带缩短，牵引皮肤向内凹陷，致使皮肤表面出现许多点状小凹，类似橘皮，临床上称橘皮样变，是乳腺癌早期常有的一个体征。

有些人的乳腺外上部常有一突出部分伸入腋窝，称腋突，在乳腺癌检查或手术时应予注意。

2. 会阴

在会阴标本上查看狭义会阴的范围。

观察会阴及会阴肌标本，辨认穿过尿生殖区和肛区的器官，并注意其性别差异。

会阴有狭义和广义之分：

狭义的会阴即产科会阴，指肛门与外生殖器之间狭小区域的软组织。由于分娩时此区承受的压力较大，易发生撕裂（会阴撕裂），助产时应注意保护此区。

广义的会阴指封闭小骨盆下口的所有软组织，呈菱形，其前界为耻骨联合下缘；后界为尾骨尖；两侧为耻骨下支、坐骨支、坐骨结节和骶结节韧带。以两侧坐骨结节的连线为界，可将会阴分为前、后两个三角形的区域。前方的是尿生殖区，男性有尿道通过，女性有尿道和阴道通过；后方的是肛区，其中央有肛管通过。

会阴的结构，除男、女生殖器的不同之外，主要是肌和筋膜。

2.1 会阴的肌

2.1.1 肛区的肌

肛区（肛三角）肌群包括肛提肌、尾骨肌和肛门外括约肌。

（1）肛提肌：为一对宽的扁肌，两侧会合成漏斗状，尖向下，封闭骨盆下口的大部分。它起自耻骨后面、坐骨棘及张于两者之间的肛提肌腱弓（由闭孔筋膜增厚而形成），纤维行向后下及内侧，止于会阴中心腱、肛尾韧带（肛门和尾骨之间的结缔组织束）和尾骨等。肛提肌靠内侧的肌束，左、右结合形成"U"形袢，从后方套绕直肠和阴道。

两侧肛提肌的前内侧之间留有一个三角形的裂隙，称为盆膈裂孔，位于直肠和耻骨联合之间，男性有尿道通过，女性有尿道和阴道通过。尿生殖膈从下方封闭盆膈裂孔。

肛提肌的作用是托起盆底，承托盆腔器官，并对肛管和阴道有括约作用。

（2）尾骨肌：位于肛提肌后方，骶棘韧带上面。起于坐骨棘，呈扇形止于骶、尾骨的侧缘。具有协助封闭骨盆下口，承托盆腔脏器及固定骶、尾骨的作用。

（3）肛门外括约肌：为环绕肛门的骨骼肌，分为皮下部、浅部和深部见直肠。

2.1.2 尿生殖区的肌

尿生殖区（尿生殖三角）的肌群位于肛提肌前部的下方，封闭盆膈裂孔，可分为浅、深两层。

1) 浅层肌

（1）会阴浅横肌:起自坐骨结节,止于会阴中心腱,有固定会阴中心腱的作用。

（2）球海绵体肌:起自会阴中心腱和尿道球下面的中缝,围绕尿道球和尿道海绵体后部,止于阴茎背面的筋膜。收缩时可使尿道缩短变细,协助排尿和射精,并参与阴茎勃起。

在女性,此肌覆盖于前庭球表面,称阴道括约肌,可缩小阴道口。

（3）会阴中心腱:又称会阴体,是狭义会阴深面的一个腱性结构,长约 1.3 cm,多条会阴肌附着于此,有加固盆底的作用。在女性,此腱较大且有韧性和弹性,在分娩时有重要作用。

（4）坐骨海绵体肌:覆盖在阴茎脚的表面,起自坐骨结节,止于阴茎脚下面。收缩时压迫阴茎海绵体根部,阻止静脉血回流。在男性,参与阴茎勃起,又名阴茎勃起肌。

在女性,此肌较薄弱,覆盖于阴蒂脚的表面,收缩时使阴蒂勃起,又称阴蒂勃起肌。

2) 深层肌

（1）会阴深横肌:位于尿生殖膈上、下筋膜之间,肌束横行,张于两侧坐骨支之间,肌纤维在中线上互相交织,部分纤维止于会阴中心腱,收缩时可稳定会阴中心腱。此肌中埋有尿道球腺。

（2）尿道括约肌:位于尿生殖膈上、下筋膜之间,会阴深横肌前方,肌束呈环形围绕尿道膜部,是随意的尿道外括约肌。

在女性,此肌还围绕阴道,称尿道阴道括约肌,可缩紧尿道和阴道。尿道括约肌和会阴深横肌不能截然分开,有人将二者合称尿生殖三角肌。

2.2 会阴的筋膜

2.2.1 浅筋膜

（1）肛三角的浅筋膜:为富含脂肪的结缔组织,充填在坐骨肛门窝内。

坐骨肛门窝,亦称坐骨直肠窝,位于坐骨结节与肛门之间,为底朝下的锥形间隙。窝的外侧壁为闭孔内肌及闭孔筋膜,内侧壁为肛提肌和盆膈下筋膜,前界为尿生殖膈后缘,后界为臀大肌下缘。

两侧的坐骨肛门窝在肛管后方相通。窝内有大量脂肪组织和会阴部的血管、神经、淋巴管等。

坐骨肛门窝是脓肿的好发部位,大量积脓时,脓液可扩散到对侧,形成马蹄形脓肿,亦可穿过盆膈形成盆腔脓肿;若肛窦的炎症穿过肠壁经过坐骨肛门窝并穿通皮肤时,可形成肛瘘。

（2）尿生殖三角的浅筋膜:分为两层。

浅层富含脂肪,与腹下部和股部的浅筋膜相延续。

深层呈膜状,称为会阴浅筋膜,又称 Colles 筋膜,向后附于尿生殖膈后缘,向两侧附于耻骨下支和坐骨支;向前上与腹前外侧壁浅筋膜的 Scarpa 筋膜相延续,向下与阴囊肉膜和阴茎浅筋膜相延续。

2.2.2 深筋膜

（1）肛三角的深筋膜:覆盖于坐骨肛门窝的各壁。

　　衬于肛提肌和尾骨肌下面的筋膜,称为盆膈下筋膜;覆盖于肛提肌和尾骨肌上面的筋膜,称为盆膈上筋膜,为盆壁筋膜的一部分。

　　盆膈上、下筋膜及其间的肛提肌和尾骨肌共同组成盆膈,封闭骨盆下口的大部分,中央有直肠穿过,对承托盆腔脏器有重要作用。

　　(2)尿生殖三角的深筋膜:亦分两层,分别覆盖在会阴深横肌和尿道括约肌的下面和上面,称为尿生殖膈下筋膜和尿生殖膈上筋膜;两侧附于耻骨下支和坐骨支,前缘和后缘两层互相愈合。

　　尿生殖膈上下筋膜及其间的会阴深横肌和尿道括约肌,共同组成尿生殖膈,封闭盆膈裂孔。男性尿道及女性尿道、阴道穿过尿生殖膈。尿生殖膈有加强盆底,协助承托盆腔脏器的作用。

　　会阴浅筋膜与尿生殖膈下筋膜之间围成会阴浅隙,内有尿生殖三角的浅层肌、男性的阴茎根、女性的阴蒂脚、前庭球和前庭大腺等结构。尿生殖膈上下筋膜之间的间隙,称会阴深隙,内有尿生殖三角的深层肌、尿道膜部和尿道球腺等结构。

回顾与思考	在女性会阴标本上准确辨认:阴道口、尿道外口及狭义会阴的部位。
作业	乳房与会阴实验报告

内脏学实验(腹膜)

十六、腹膜实验

实验项目	腹膜实验
实验目的	1. 掌握:网膜囊和网膜孔的位置;直肠膀胱陷窝和直肠子宫陷凹的位置。 2. 熟悉:大网膜和小网膜的位置。 3. 了解:系膜的组成与作用。
实验要点	1. 腹膜与腹膜腔的概念,腹膜对腹腔器官的被扭关系。 2. 大、小网膜的位置,小网膜的分部,网膜囊和网膜孔的位置。 3. 腹膜形成的韧带,系膜及陷凹的位置。
实验材料	腹膜标本和模型。

实验内容及方法:

1. 概况

观察腹膜标本和腹膜模型。

腹膜为覆盖于腹、盆腔壁内和腹、盆腔脏器表面的一层薄而光滑的浆膜,由间皮和少量结缔组织构成,呈半透明状。

衬于腹、盆腔壁的腹膜是壁腹膜,由壁腹膜折返并覆盖于腹、盆腔脏器表面的腹膜是脏腹膜。壁腹膜和脏腹膜互相延续、移行,共同围成不规则的潜在性腔隙,称为腹膜腔。男性腹膜腔为一封闭的腔隙;女性腹膜腔则借输卵管腹腔口,经输卵管、子宫、阴道与外界相通。壁腹膜较厚,与腹、盆腔壁之间有一层疏松结缔组织,称为腹膜外组织。

腹后壁和腹前壁下部的腹膜外组织中含有较多脂肪,临床上亦叫腹膜外脂肪。脏腹膜紧贴脏器表面,从组织结构和功能方面都可视为脏器的一部分,如胃和肠壁的脏腹膜即为该器官的外膜。

腹膜腔和腹腔在解剖学上是两个不同而又相关的概念。

腹腔是指骨盆上口以上,腹前壁和腹后壁之间的腔;骨盆上口以下与盆膈以上,腹前壁和腹后壁围成的腔为盆腔。

腹膜腔则指脏腹膜和壁腹膜之间的潜在性腔隙,腔内仅含少量浆液。实际上,腹膜腔是套在腹腔内,腹、盆腔脏器均位于腹腔之内、腹膜腔之外。

临床应用时,对腹膜腔和腹腔的区分常常并不严格,但有的手术(如对肾和膀胱的手术)常在腹膜外进行,并不需要通过腹膜腔,因此,手术者应对两腔有明确的概念。

2. 腹膜的功能

腹膜具有分泌、吸收、保护、支持、修复等功能。

(1) 分泌少量浆液(正常情况下维持约 100～200 ml),可润滑和保护脏器,减少摩擦。

(2) 支持和固定脏器。

(3) 吸收腹腔内的液体和空气等。

一般认为,上腹部,特别是膈下区的腹膜吸收能力较强,这是因为该部的腹膜面积较大,腹膜外组织较少,微血管较丰富,腹膜孔(为淋巴孔的一种)较多,以及呼吸运动的影响较明显。所以腹膜炎症或手术后的病人多采取半卧位,使有害液体流至下腹部,以减缓腹膜对有害物质的吸收。

(4) 具有防御功能。腹膜和腹膜腔内浆液中含有大量的巨噬细胞,可吞噬细菌和有害物质。

(5) 腹膜有较强的修复和再生能力,所分泌的浆液中含有纤维素,其粘连作用可促进伤口的愈合和炎症的局限化。但若手术操作粗暴,或腹膜在空气中暴露时间过久,也可因此作用而造成肠袢纤维性粘连等后遗症。

3. 腹膜与腹盆腔脏器的关系

根据脏器被腹膜覆盖的范围大小,可将腹、盆腔脏器分为三类,即腹膜内位、间位和外位器官。了解脏器与腹膜的关系,有重要的临床意义,如腹膜内位器官的手术必须通过腹膜腔,而肾、输尿管等腹膜外位器官则不必打开腹膜腔便可进行手术,从而避免腹膜腔的感染和术后粘连。

在模型和标本上查看胃、空肠、回肠、盲肠、阑尾、升结肠、降结肠、横结肠、乙状结肠、直肠和膀胱等器官,各属于何种类型?

3.1 腹膜内位器官

表面几乎都被腹膜所覆盖的器官为腹膜内位器官,有胃、十二指肠上部、空肠、回肠、盲肠、阑尾、横结肠、乙状结肠、脾、卵巢和输卵管。

3.2 腹膜间位器官

表面大部分被腹膜覆盖的器官为腹膜间位器官,有肝、胆囊、升结肠、降结肠、子宫、充盈的膀胱和直肠上段。

3.3 腹膜外位器官

仅一面被腹膜覆盖的器官为腹膜外位器官,有肾、肾上腺、输尿管,空虚的膀胱,十二指肠降部、水平部和升部,直肠中、下段及胰。这些器官大多位于腹膜后间隙,临床上又称腹膜后位器官。

4. 腹膜形成的结构

壁腹膜与脏腹膜之间,或脏腹膜之间互相折返移行,形成许多结构,这些结构不仅对器官起着连接和固定的作用,也是血管、神经等进入脏器的途径。

按脏器检查腹膜的形成物:

4.1 网膜

网膜是与胃小弯和胃大弯相连的双层腹膜皱襞,其间有血管、神经、淋巴管和结缔组织等。

4.1.1 小网膜

由肝门向下移行于胃小弯和十二指肠上部的双层腹膜结构。

从肝门连于胃小弯的部分称肝胃韧带,其内含有胃左右血管、胃上淋巴结及至胃的神经等。

从肝门连于十二指肠上部的部分称肝十二指肠韧带,其内有进出肝门的 3 个重要结构通过,胆总管位于右前方,肝固有动脉位于左前方,两者之后为肝门静脉。

上述结构周围伴有淋巴管、淋巴结和神经丛。小网膜的右缘游离,其后方为网膜孔,经此孔可进入网膜囊。

4.1.2 大网膜

形似围裙覆盖于空、回肠和横结肠的前方,其左缘与胃脾韧带相连续。

构成小网膜的两层腹膜分别贴被胃和十二指肠上部的前后两面向下延伸,至胃大弯处互相愈合,形成大网膜的前两层;后者降至脐平面稍下方,然后向后折返向上,形成大网膜的后两层,连于横结肠并叠合成横结肠系膜,贴于腹后壁。

大网膜前两层与后两层之间的潜在性腔隙是网膜囊的下部,随着年龄的增长,大网膜前两层和后两层常粘连愈合,致使其间的网膜囊下部消失,而连于胃大弯和横结肠之间的大网膜前两层则形成胃结肠韧带。

大网膜前两层或后两层的腹膜间含有许多血管分支,胃大弯下方约 1 cm 处有胃网膜左右血管,它们分别向胃大弯和大网膜发出许多分支。

大网膜中含有丰富的脂肪和巨噬细胞,后者有重要的防御功能。

大网膜的长度因人而异,活体上大网膜的下垂部分常可移动位置,当腹膜腔内有炎症时,大网膜可包围病灶以防止炎症扩散蔓延,故有腹腔卫士之称。小儿的大网膜较短,一般在脐平面以上,因此当阑尾炎或其他下腹部炎症时,病灶区不易被大网膜包裹而局限化,常导致弥漫性腹膜炎。

大网膜的血管常用作心冠状动脉搭桥术中的供体血管。整形外科常使用带血管蒂的大网膜片铺盖胸、腹壁或颅骨创面,作为植皮的基础。

4.1.3 网膜囊和网膜孔

(1)网膜囊:是小网膜和胃后壁与腹后壁的腹膜之间的一个扁窄间隙,又称小腹膜腔,为腹膜腔的一部分。

网膜囊的前壁为小网膜、胃后壁的腹膜和胃结肠韧带;后壁为横结肠及其系膜以及覆盖在胰、左肾、左肾上腺等处的腹膜;上壁为肝尾状叶和膈下方的腹膜;下壁为大网膜前、后层的愈合处。

网膜囊的左侧为脾、胃脾韧带和脾肾韧带;右侧借网膜孔通腹膜腔的其余部分。

(2)网膜孔:其高度约在第 12 胸椎至第 2 腰椎体的前方,成人可容 1~2 指通过。

其上界为肝尾状叶,下界为十二指肠上部,前界为肝十二指肠韧带,后界为覆盖在下腔静脉表面的腹膜。手术时,遇有外伤性肝破裂或肝门附近动脉出血,可将示指伸入孔内,拇指在小网膜游离缘前方加压,进行暂时止血。

网膜囊是腹膜腔的一个盲囊,位置较深,毗邻关系复杂,器官的病变相互影响。当胃后壁穿孔或某些炎症导致网膜囊内积液(脓)时,早期常局限于囊内,给诊断带来一定困难。晚期,或因体位变化,可经网膜孔流到腹膜腔的其他部位,引起炎症扩散。

4.2 系膜

由于壁、脏腹膜相互延续移行,形成了将器官系连固定于腹、盆壁的双层腹膜结构,称为系膜,其内含有出入该器官的血管、神经及淋巴管和淋巴结等。

主要的系膜有肠系膜、阑尾系膜、横结肠系膜和乙状结肠系膜等。

4.2.1 肠系膜

肠系膜是将空肠和回肠系连固定于腹后壁的双层腹膜结构,面积较大,整体呈扇形,其附着于腹后壁的部分称为肠系膜根,长约 15 cm,起自第 2 腰椎左侧,斜向右下跨过脊柱及其前方结构,止于右骶髂关节前方。

肠系膜的肠缘系连空、回肠,长达 5～7 m,由于肠系膜根和肠缘的长度相差悬殊,故有利于空、回肠的活动,对消化和吸收有促进作用,但活动异常时也易发生肠扭转、肠套叠等急腹症。肠系膜的两层腹膜间含有肠系膜上血管及其分支、淋巴管、淋巴结、神经丛和脂肪等。

4.2.2 阑尾系膜

阑尾系膜呈三角形,将阑尾系连于肠系膜下方。阑尾的血管走行于系膜的游离缘,故阑尾切除时,应从系膜游离缘进行血管结扎。

4.2.3 横结肠系膜

横结肠系膜是将横结肠系连于腹后壁的横位双层腹膜结构,其根部起自结肠右曲,向左跨过右肾中部、十二指肠降部、胰头等器官的前方,沿胰前缘达到左肾前方,直至结肠左曲。

横结肠系膜内含有中结肠血管及其分支、淋巴管、淋巴结和神经丛等。通常以横结肠系膜为标志将腹膜腔划分为结肠上区和结肠下区。

4.2.4 乙状结肠系膜

乙状结肠系膜是将乙状结肠固定于左下腹的双层腹膜结构,其根部附着于左髂窝和骨盆左后壁。该系膜较长,故乙状结肠活动度较大,因而易发生肠扭转。

系膜内含有乙状结肠血管、直肠上血管、淋巴管、淋巴结和神经丛等。

4.3 韧带

腹膜形成的韧带指连接腹、盆壁与脏器之间或连接相邻脏器之间的腹膜结构,多数为双层,少数为单层腹膜构成,对脏器有固定作用。有的韧带内含有血管和神经等。

4.3.1 肝的韧带

肝脏面有肝胃韧带、肝十二指肠韧带和肝圆韧带裂内的肝圆韧带;肝上面有镰状韧带、冠状韧带和左右三角韧带。

(1) 镰状韧带：呈矢状位，是上腹前壁和膈下面连于肝上面的双层腹膜结构，位于前正中线右侧，侧面观形似镰刀。镰状韧带下缘游离并增厚，由脐连于肝下面的肝圆韧带裂，内含肝圆韧带，后者乃胚胎时脐静脉闭锁后的遗迹。

由于镰状韧带偏中线右侧，脐以上腹壁正中切口需向下延长时，应偏向中线左侧，以避免损伤肝圆韧带及伴其走行的附脐静脉。

(2) 冠状韧带：呈冠状位，由膈下面的壁腹膜折返至肝膈面所形成的双层腹膜组成。前层向前与镰状韧带相延续，前、后两层之间无腹膜被覆的肝表面称为肝裸区。

(3) 左右三角韧带：冠状韧带左右两端、前后两层彼此粘合增厚，形成左右三角韧带。

4.3.2 脾的韧带

包括胃脾韧带、脾肾韧带、膈脾韧带。

胃脾韧带是连于胃底和胃大弯上份与脾门之间的双层腹膜结构，向下与大网膜左侧部相延续。内含胃短血管和胃网膜左血管及淋巴管、淋巴结等。

脾肾韧带为脾门至左肾前面的双层腹膜结构，内含胰尾、脾血管以及淋巴结、神经等。

膈脾韧带为脾肾韧带的上部，由脾上极连至膈下。偶尔在脾下极与结肠左曲之间，有脾结肠韧带。

4.3.3 胃的韧带

包括肝胃韧带、胃脾韧带、胃结肠韧带和胃膈韧带，前三者已如前述。

胃膈韧带是胃贲门左侧和食管腹段连于膈下面的腹膜结构。此外，在膈与结肠左曲之间还有膈结肠韧带，固定结肠左曲、承托脾。

4.4 腹膜襞、腹膜隐窝和陷凹

腹、盆壁与脏器之间或脏器与脏器之间腹膜形成的皱襞（皱褶），称腹膜襞，其深部常有血管走行。在腹膜襞之间或腹膜襞与腹、盆壁之间形成的腹膜凹陷，称腹膜隐窝；较大的隐窝称陷凹。

4.4.1 腹后壁的腹膜襞和隐窝

在胃后方、十二指肠、盲肠和乙状结肠周围有较多的腹膜襞和隐窝。

隐窝的大小、深浅和形态，个体间差异甚大。隐窝很深时，小肠可突入其中形成内疝。常见的腹膜襞和隐窝如下。

(1) 十二指肠上襞：位于十二指肠升部左侧，相当于第 2 腰椎平面，呈半月形，下缘游离。此襞深面为口朝下方的十二指肠上隐窝（国人出现率 50%），其左侧有肠系膜下静脉通行于壁腹膜后方。此隐窝下方是与其开口相对的十二指肠下隐窝，十二指肠下襞深面构成该隐窝的前襞，其上缘游离（国人出现率 75%）。

(2) 盲肠后隐窝：位于盲肠后方，盲肠后位的阑尾常在其内。

(3) 乙状结肠间隐窝：位于乙状结肠左后方，乙状结肠系膜与腹后壁之间，其后壁内有左侧的输尿管经过。

(4) 肝肾隐窝：位于肝右叶与右肾之间，其左界为网膜孔和十二指肠降部，右界为右结肠旁沟。在仰卧时，肝肾隐窝是腹膜腔的最低部位，腹膜腔内的液体易积存于此。

4.4.2 腹前壁的腹膜襞和隐窝

腹前壁内面有 5 条腹膜襞,均位于脐下。

脐与膀胱尖之间的腹膜襞为脐正中襞,内含脐尿管闭锁后形成的脐正中韧带。

一对脐内侧襞位于脐正中襞的两侧,内含脐动脉闭锁后形成的脐内侧韧带。

一对脐外侧襞分别位于左右侧脐内侧襞的外侧,内含腹壁下动脉和静脉,故又称腹壁动脉襞。

在腹股沟韧带上方,上述 5 条腹膜襞之间形成 3 对浅凹,由中线向外侧依次为:膀胱上窝、腹股沟内侧窝和腹股沟外侧窝。腹股沟内侧窝和外侧窝分别与腹股沟管浅环和深环的位置相对应。与腹股沟内侧窝相对应的腹股沟韧带之下方,有一浅凹,称为股凹,是易发生股疝的部位。

4.4.3 腹膜陷凹

主要的腹膜陷凹位于盆腔内,为腹膜在盆腔脏器之间移行折返形成。

男性的膀胱与直肠之间有直肠膀胱陷凹,凹底距肛门约 7.5 cm。

女性膀胱上面的腹膜向后折转到子宫前面,形成膀胱子宫陷凹,转折处约在子宫峡的水平。子宫后面的腹膜从子宫体向下覆盖子宫颈,再转至阴道后穹的上面,然后折返至直肠的前面,形成一个较深的直肠子宫陷凹,又称 Douglas 腔。凹底距肛门约 3.5 cm,与阴道后穹之间仅隔以阴道后壁和腹膜。

站立或坐位时,男性的直肠膀胱陷凹和女性的直肠子宫陷凹是腹膜腔的最低部位,故腹膜腔内的积液多聚积于此。临床上可进行直肠穿刺和阴道后穹穿刺以进行诊断和治疗。

5. 腹膜腔的分区和间隙

腹膜腔借横结肠及其系膜分为结肠上区和结肠下区。

5.1 结肠上区

结肠上区为膈与横结肠及其系膜之间的区域,又称膈下间隙。结肠上区以肝为界分为肝上间隙和肝下间隙。

5.1.1 肝上间隙

肝上间隙位于膈与肝上面之间。此间隙借镰状韧带分为左肝上间隙和右肝上间隙。

左肝上间隙以冠状韧带分为其前方的左肝上前间隙和后方的左肝上后间隙。

右肝上间隙以冠状韧带划分为 3 个间隙:冠状韧带前方的右肝上前间隙,冠状韧带后方的右肝上后间隙,以及冠状韧带前后层之间无腹膜覆盖的肝裸区(腹膜外间隙)。有的个体,肝裸区延伸达肝后缘,此时右肝上后间隙可不存在。

5.1.2 肝下间隙

肝下间隙位于肝下面与横结肠及其系膜之间,借肝圆韧带分为左肝下间隙和右肝下间隙,后者即肝肾隐窝。左肝下间隙以小网膜和胃分为前方的左肝下前间隙和后方的左肝下后间隙,后者即网膜囊。

5.2 结肠下区

结肠下区为横结肠及其系膜与盆底上面之间的区域。结肠下区常以肠系膜根和升、降结肠为标志,分为 4 个间隙。

5.2.1 结肠旁沟

结肠旁沟位于升、降结肠的外侧。

(1)右结肠旁沟:为升结肠与右腹侧壁之间的裂隙,向上直通肝肾隐窝,向下经右髂窝通盆腔。因此,胃后壁穿孔时,胃内容物可经"网膜囊→网膜孔→肝肾隐窝→右结肠旁沟"到达右髂窝,甚至盆腔;反之,阑尾的穿孔和脓肿,脓液可经右结肠旁沟到达肝肾隐窝,甚至形成膈下脓肿。

(2)左结肠旁沟:为降结肠与左腹侧壁之间的裂隙,由于膈结肠韧带的限制,不与结肠上区相通,但向下可通盆腔。

5.2.2 肠系膜窦

肠系膜窦位于肠系膜根与升、降结肠之间。

(1)右肠系膜窦:为肠系膜根与升结肠之间的三角形间隙,下方有回肠末端相隔,故间隙内的炎性渗出物常积存于局部。

(2)左肠系膜窦:为肠系膜根与降结肠之间的斜方形间隙,向下可通盆腔,因此如有积液可顺乙状结肠向下流入盆腔。

回顾与思考	1. 在标本上正确并迅速地找出腹膜形成的有关结构。 2. 男、女性腹膜腔的最低部位。
作业	腹膜实验报告

脉管系统实验

十七、心实验

实验项目	心实验
实验目的	1. 掌握：脉管系的组成；心脏的位置、外形和各腔结构。 2. 熟悉：血液循环的途径；心的传导系统、血管分布和体表投影。 3. 了解：血管吻合及其功能意义；心壁构造和心包的形态结构。
实验要点	1. 心的位置、外形及各心腔的形态，心壁的结构。 2. 心包的构成与心包腔。 3. 心传导系的组成与各部的位置。 4. 冠状动脉的起始，行程与分布。 5. 冠状窦的位置及主要属支。
实验材料	1. 胸腔解剖标本（切开心包）。 2. 离体心的解剖标本（切开心壁、暴露心腔） 3. 心的血管标本。 4. 牛心（或猪心）传导系统标本。 5. 血液循环电动模型。

实验内容及方法：

1. 心血管系统的组成

心血管系统由心、动脉、毛细血管和静脉组成。

1.1 心

心主要由心肌构成，是连接动、静脉的枢纽和心血管系统的"动力泵"，且具有内分泌功能。心内部被心间隔分为互不相通的左、右两半，每半又各分为心房和心室，故心有 4 个腔：左心房、左心室、右心房和右心室。

同侧心房和心室借房室口相通。心房接受静脉，心室发出动脉。在房室口和动脉口处均有瓣膜，它们颇似泵的阀门，可顺流而开启，逆流而关闭，保证血液定向流动。

1.2 动脉

动脉是运送血液离心的管道。动脉管壁较厚，可分 3 层：①内膜菲薄，腔面为一层内皮细胞,能减少血流阻力;②中膜较厚,含平滑肌、弹性纤维和胶原纤维,大动脉以弹性纤维为主,中、小动脉以平滑肌为主;③外膜由疏松结缔组织构成,含胶原纤维和弹性纤维,可防止血管过度扩张。

动脉壁的结构与其功能密切相关。大动脉中膜弹性纤维丰富,有较大的弹性,心室射血时,管壁被动扩张;心室舒张时,管壁弹性回缩,推动血液继续向前流动。中、小动脉,特别是小动脉中膜平滑肌,可在神经体液调节下收缩或舒张以改变管腔大小,从而影响局部血流量和血流阻力。

动脉在行程中不断分支,愈分愈细,最后移行为毛细血管。

1.3　毛细血管

毛细血管是连接动、静脉末梢间的管道,管径一般为 $6\sim8\ \mu m$,管壁主要由一层内皮细胞和基膜构成。毛细血管彼此吻合成网,除软骨、角膜、晶状体、毛发、牙釉质和被覆上皮外,遍布全身各处。

毛细血管数量多,管壁薄,通透性大,管内血流缓慢,是血液与组织液进行物质交换的场所。

1.4　静脉

静脉是运送血液回心的血管。小静脉由毛细血管汇合而成,在向心回流过程中不断接受属支,逐渐汇合成中静脉、大静脉,最后注入心房。

静脉管壁也可以分内膜、中膜和外膜 3 层,但其界线常不明显。与相应的动脉比较,静脉管壁薄、管腔大、弹性小,容血量较大。

2.　心的位置、外形和毗邻

观察胸腔解剖标本,可见心形似倒置的、前后稍扁的圆锥体,周围裹以心包,斜位于胸腔中纵隔内。

心约 2/3 位于正中线的左侧,1/3 位于正中线的右侧。前方对向胸骨体和第 2～6 肋软骨;后方平对第 5～8 胸椎。两侧与胸膜腔和肺相邻,上方连出入心的大血管,下方邻膈。

心的长轴自右肩斜向左肋下区,与身体正中线构成 45°角。

心底部被出入心的大血管根部和心包折返缘所固定,心室部分则较活动。

心可分为一尖、一底、两面、三缘,表面尚有 4 条沟。

2.1　心尖

心尖圆钝、游离,由左心室构成,朝向左前下方,与左胸前壁接近,在左侧第 5 肋间隙锁骨中线内侧 1～2 cm 处可扪及心尖搏动。

2.2　心底

心底朝向右后上方,主要由左心房和小部分的右心房构成。上、下腔静脉分别从上、下方注入右心房;左、右肺静脉分别从两侧注入左心房。心底后面隔心包后壁,与食管、迷走神经和胸主动脉等相邻。

2.3　心的两面

(1) 胸肋面(前面):朝向前上方,大部分由右心房和右心室构成,一小部由左心耳和左心室构成。该面大部分隔心包被胸膜和肺遮盖;小部分隔心包与胸骨体下部和左侧第 4~6 肋软骨邻近,故在左侧第 4 肋间隙胸骨左侧缘旁处进行心内注射,一般不会伤及胸膜和肺。胸肋面上部可见起于右心室的肺动脉干行向左上方,起于左心室的升主动脉在肺动脉干后方向右上方走行。

(2)膈面(下面):几呈水平位,朝向下方并略朝向后,隔心包与膈毗邻,大部分由左心室,一小部由右心室构成。

2.4 心的三缘

(1)下缘(锐缘):介于膈面与胸肋面之间,接近水平位,由右心室和心尖构成。

(2)左缘(纯缘):居胸肋面与肺面之间,绝大部分由左心室构成,仅上方一小部分由左心耳参与。

(3)右缘:不明显,由右心房构成。心左右缘形态圆钝,边缘线不明确,它们隔心包分别与左右膈神经和心包膈血管,以及左右纵隔胸膜和肺相邻。

2.5 心表面的 4 条沟

可作为 4 个心腔的表面分界。

(1)冠状沟(房室沟):几呈冠状位,近似环形,前方被肺动脉干所中断,该沟为右上方的心房和左下方的心室的表面的分界。

(2)前室间沟和后室间沟:分别在心室的胸肋面和膈面,从冠状沟走向心尖的右侧,它们分别与室间隔的前、下缘一致,是左右心室在心表面的分界。

前后室间沟在心尖右侧的会合处稍凹陷,称心尖切迹。冠状沟和前后室间沟内被冠状血管和脂肪组织等填充,在心表面沟的轮廓不清。

(3)后房间沟:在心底,右心房与右上、下肺静脉交界处的浅沟,与房间隔后缘一致,是左右心房在心表面的分界。

后房间沟、后室间沟与冠状沟的相交处称房室交点,是心表面的一个重要标志。此处是左右心房与左右心室在心后面相互接近之处,其深面有重要的血管和神经等结构。

由于在此处冠状沟左侧高于右侧,后房间沟偏右,而后室间沟偏左,故房室交点不是一个十字交点,而应视为是一区域。

3. 心的结构

取切开心壁暴露心腔的标本、模型观察。心有 4 个腔,即右心房、右心室、左心房和左心室。左右两心房和左右两心室间,分别有房间隔和室间隔分隔,侧心房与心室之间有房室口相通。

3.1 右心房

(1)固有心房:构成右心房的前部,其内面有许多大致平行排列的肌束,称为梳状肌,起自界嵴,向前外方走行,止于右房室口。梳状肌之间心房壁较薄。在心耳处,肌束交错成网。

(2)腔静脉窦:位于右心房的后部,内壁光滑,无肌性隆起。内有上、下腔静脉口和冠状窦口。

上腔静脉口开口于腔静脉窦的上部,在上腔静脉与右心耳交界处,界沟上 1/3 的心外膜下有窦房结,在手术剥离上腔静脉根部时,应避免损伤窦房结及其血管。

下腔静脉口开口于腔静脉窦的下部,在下腔静脉口的前缘有下腔静脉瓣(Eustachian 瓣)。

冠状窦口位于下腔静脉口与右房室口之间,相当于房室交点的深面。窦口后缘有冠状窦瓣(Thebesian 瓣),出现率为 70%。此外,在右心房的许多部位还可见一些直径小于 0.5 mm 的小孔,为心最小静脉的开口。

右心房内侧壁的后部主要由房间隔形成。房间隔右侧面中下部有一卵圆形凹陷,名卵圆窝,为胚胎时期卵圆孔闭合后的遗迹。此处薄弱,是房间隔缺损的好发部位,也是从右心房进入左心房心导管穿刺的理想部位。

3.2 右心室

右心室在右房室口与肺动脉口之间的右室壁上,注意辨认室上嵴,区分以该嵴为标志而分成的流入道和流出道。

右心室位于右心房的前下方,直接位于胸骨左缘第 4、5 肋软骨的后方,在胸骨旁左侧第 4 肋间隙作心内注射多注入右心室。

右心室前壁介于动脉圆锥右侧的冠状沟、前室间沟、心下缘以及肺动脉口平面之间,与胸廓相邻,构成胸肋面的大部分。右心室前壁较薄,仅及左心室壁厚度的 1/3,供应血管相对较少,通常是右心室手术的切口部位。

右心室腔被一弓形肌性隆起,即室上嵴分成后下方的右心室流入道(窦部)和前上方的流出道(漏斗部)两部分。

3.2.1 右心室流入道

右心室流入道又称固有心腔,从右房室口延伸至右心室尖。

室壁有许多纵横交错的肌性隆起,称肉柱,故腔面凹凸不平。基部附着于室壁,尖端突入心室腔的锥体形肌隆起,称乳头肌。

右心室乳头肌分前、后、隔侧 3 群:①前乳头肌 1～5 个,位于右心室前壁中下部,由其尖端发出腱索呈放射状分散成 5～10 条细索连于三尖瓣前、后尖。②后乳头肌较小,多数为 2～3 个,位于下壁,发出腱索多数连于三尖瓣后尖。③隔侧乳头肌更小且数目较多,位于室间隔右侧面中上部。

前乳头肌根部有一条肌束横过室腔至室间隔的下部,称隔缘肉柱(节制索,形成右心室流入道的下界,有防止心室过度扩张的功能)。房室束的右束支及供应前乳头肌的血管可通过隔缘肉柱达前乳头肌,在右心室手术时,要防止损伤隔缘肉柱,以免发生右束支传导阻滞。

此外,在室间隔后部与右室游离壁之间,有时还可见到含 Purkinje 纤维的游离肌性小梁,称右心室条束,但较左心室者少。

右心室流入道的入口为右房室口,呈卵圆形,其周围由致密结缔组织构成的三尖瓣环围绕。三尖瓣(右房室瓣),基底附着于该环上,瓣膜游离缘垂入室腔。

瓣膜被 3 个深陷的切迹分为 3 片近似三角形的瓣叶,按其位置分别称前尖、后尖和隔侧尖。

　　与 3 个切迹相对处,两个相邻瓣尖之间的瓣膜组织称为连合,有相应 3 个瓣连合,即前内侧连合、后内侧连合和外侧连合,连合处亦有腱附着,瓣膜粘连多发生在连合处,造成房室口狭窄。

　　三尖瓣的游离缘和室面借腱索连于乳头肌。当心室收缩时,由于三尖瓣环缩小以及血液推动,使三尖瓣紧闭,因乳头肌收缩和腱索牵拉,使瓣膜不致翻向心房,从而防止血液倒流入右心房。

　　三尖瓣环、瓣尖、腱索和乳头肌在结构和功能上是一个整体,称三尖瓣复合体。它们共同保证血液的单向流动,其中任何一部分结构损伤,将会导致血流动力学上的改变。

3.2.2　右心室流出道

　　右心室流出道又称动脉圆锥或漏斗部,位于右心室前上方,内壁光滑无肉柱,呈锥体状,其上端借肺动脉口通肺动脉干。

　　肺动脉口周缘有 3 个彼此相连的半月形纤维环,为肺动脉环。环上附有 3 个半月形的肺动脉瓣,瓣膜游离缘朝向肺动脉干方向,其中点的增厚部分称为半月瓣小结。

　　肺动脉瓣与肺动脉壁之间的袋状间隙,名肺动脉窦。当心室收缩时,血液冲开肺动脉瓣进入肺动脉干;当心室舒张时,肺动脉窦被倒流的血液充盈,使 3 个瓣膜相互靠拢,肺动脉口关闭,阻止血液返流入心室。

　　动脉圆锥的下界为室上嵴,前壁为右心室前壁,内侧壁为室间隔。

3.3　左心房

　　左心房位于右心房的左后方,构成心底的大部,是 4 个心腔中最靠后的一个腔。前方有升主动脉和肺动脉,后方与食管相毗邻。可分为前部的左心耳和后部的左心房窦。

　　(1) 左心耳:较右心耳狭长,壁厚,边缘有几个深陷的切迹。突向左前方,覆盖于肺动脉干根部左侧及左侧半冠状沟前部。因与二尖瓣邻近,常为心外科最常用手术入路之一。左心耳内壁也因有梳状肌而凹凸不平,但梳状肌没有右心耳发达且分布不匀。

　　(2) 左心房窦:又称固有心房,腔面光滑,其后壁两侧各有一对肺静脉开口,开口处无静脉瓣,但心房肌可围绕肺静脉延伸 1~2 cm,具有括约肌样作用。左心房窦前下部借左房室口通左心室。

3.4　左心室

　　注意辨认:以前尖瓣为标志区分流入道和流出道,观察腱索及乳头肌,并与右心室进行对比。

　　左心室位于右心室的左后方,呈圆锥形,锥底被左房室口和主动脉口所占据。

　　左心室壁厚约是右心室壁厚的 3 倍。左心室前壁介于前室间沟、左房室沟和左冠状动脉旋支的左缘支三者之间的区域内,血管较少,是左心室手术的入路部位。

　　在左心室各壁之间或室壁与乳头肌之间,常有一些游离于室腔的细索状结构,称左室条索或假腱索,多从室间隔至后乳头肌、左室前壁和前乳头肌,其内大都含有 Purkinje 纤维,系左束支分支。

　　左心室肉柱较右心室细小,心壁肌肉最薄处为心尖处。

左心室腔以二尖瓣前尖为界,分为左后方的左心室流入道和右前方的流出道两部分。

3.4.1 左心室流入道

左心室流入道又称为左心室窦部,位于二尖瓣前尖的左后方,其主要结构为二尖瓣复合体,包括二尖瓣环、瓣尖、腱索和乳头肌。

左心室流入道的入口为左房室口,口周围的致密结缔组织环为二尖瓣环。

二尖瓣(左房室瓣)基底附于二尖瓣环,游离缘垂入室腔。瓣膜被两个深陷的切迹分为前尖和后尖。前尖呈半卵圆形,位于前内侧,介于左房室口与主动脉口之间;后尖略似长条形,位于后外侧。与两切迹相对处,前、后尖融合,称前外侧连合和后内侧连合。二尖瓣前、后尖借助腱索附着于乳头肌上。

3.4.2 左心室流出道

左心室流出道又称主动脉前庭、主动脉圆锥或主动脉下窦,为左心室的前内侧部分,位于室间隔上部和二尖瓣前尖之间。室间隔构成流出道的前内侧壁,二尖瓣前尖构成后外侧壁。此部室壁光滑无肉柱,缺乏伸展性和收缩性。

流出道的下界为二尖瓣前尖下缘平面,此处室间隔呈一凸起,凸起上方室间隔向右方凹陷形成半月瓣下小窝。

流出道的上界为主动脉口,位于左房室口的右前方,其周围的纤维环上附有3个半月形的瓣膜,称主动脉瓣。每个瓣膜相对的主动脉壁向外膨出,半月瓣与主动脉壁之间的袋状间隙称主动脉窦。

通常根据有无冠状动脉的开口,将主动脉半月瓣及其相应的窦,称为右冠状动脉半月瓣(窦)(即前半月瓣)、左冠状动脉半月瓣(窦)(即左后半月瓣)和无冠状动脉半月瓣(窦)(即右后半月瓣)。

冠状动脉口一般位于主动脉窦内主动脉瓣游离缘以上,当心室收缩主动脉瓣开放时,瓣膜未贴附窦壁,进入窦内的血液形成小涡流,这样不仅有利于心室射血后主动脉瓣立即关闭,还可保证无论在心室收缩或舒张时,都不会影响足够的血液流入冠状动脉,从而保证心肌有充分的血液供应。

4. 心壁的结构及心的传导系统

在标本上辨认心内膜、心肌层和心外膜。

心内膜被覆于各心腔的内面,在房室口及动脉口处折叠形成心的瓣膜。心肌层是3层中最厚的一层,注意观察比较不同部位心肌的厚度。心外膜为彼盖心壁外表面的一层光滑的浆膜。

传导系统诸结构在人心的解剖标本上不易辨别,可观察牛心或羊心的解剖标本。

4.1 窦房结

窦房结位于上腔静脉与右心房交界处的心外膜深面,在一般标本上都不易显示。可结合模型和图谱理解它的位置。

4.2 房室结

房室结位于冠状窦口前上方的心内膜深面,呈椭圆形,颜色较淡。

4.3 房室束

房室束由房室结下端发出,分左右 2 支,沿室间隔两侧,心内膜深面下降,分支深入心肌内,在牛心解剖标本上尤为明显。

5. 心的血管

5.1 动脉

观察心的血管标本。左右冠状动脉为营养心的两条动脉主干。

5.1.1 左冠状动脉

左冠状动脉起于主动脉的左冠状动脉窦,主干很短,约 5～10 mm,向左行于左心耳与肺动脉干之间,然后分为前室间支和旋支。

左冠状动脉主干的分叉处常发出对角支,向左下斜行,分布于左心室前壁,粗大者也可至前乳头肌。注意辨认前室间支及旋支,并追踪其走行。

1) 前室间支 也称前降支,似为左冠状动脉的直接延续,沿前室间沟下行,其始段位于肺动脉始部的左后方,被肺动脉始部掩盖,其末梢多数绕过心尖切迹止于后室间沟下 1/3,部分止于中 1/3 或心尖切迹,可与后室间支末梢吻合。

前室间支及其分支分布于左心室前壁、前乳头肌、心尖、右心室前壁一小部分、室间隔的前 2/3 以及心传导系的右束支和左束支的前半。前室间支的主要分支有:

(1) 左室前支:以 3～5 支者多见,分别向心左缘或心尖斜行,主要分布于左心室前壁、左心室前乳头肌和心尖部。

(2) 右室前支:很短小,分布于右心室前壁靠近前室间沟区域。右心室前支最多有 6 支,第 1 支往往在近肺动脉瓣水平处发出,分布至肺动脉圆锥,称为左动脉圆锥支。此支与右冠状动脉右动脉圆锥支互相吻合形成动脉环,称为 Vieussens 环,是常见的侧支循环。

(3) 室间隔前支:以 12～17 支多见,起自前室间支的深面,穿入室间隔内,分布于室间隔的前 2/3。

2) 旋支 也称左旋支。从左冠状动脉主干发出后即行走于左侧冠状沟内,绕心左缘至左心室膈面,多在心左缘与后室间沟之间的中点附近分支而终。

旋支及其分支分布于左心房、左心室前壁一小部分、左心室侧壁、左心室后壁的一部或大部,甚至可达左心室后乳头肌,约 40% 的人分布于窦房结。旋支的主要分支有:

(1) 左缘支:于心左缘处起于旋支,斜行至心左缘。该支较恒定,也较粗大,分支供应心左缘及邻近的左心室壁。

(2) 左室后支:多数为 1 支,分布于左心室膈面的外侧部。较大的旋支发出的左心室后支也可分布至左心室后乳头肌。

(3) 窦房结支:约 40% 起于旋支的起始段,向上经左心耳内侧壁,再经左心房前壁向右至上腔静脉口,多以逆时针方向从上腔静脉口后方绕至前面,从尾端穿入窦房结。

(4) 心房支:为一些细小分支,分别供应左心房前壁、外侧壁和后壁。

(5) 左房旋支:起于旋支近侧段,与主干平行,向左后行于旋支上方,分布于左心房后壁。

5.1.2 右冠状动脉

起于主动脉的右冠状动脉窦,行于右心耳与肺动脉干之间,再沿冠状沟右行,绕心下缘至膈面的冠状沟内。一般在房室交点附近或右侧,分为后室间支和右旋支。

右冠状动脉一般分布于右心房、右心室前壁大部分、右心室侧壁和后壁的全部,左心室后壁的一部分和室间隔后 1/3,包括左束支的后半以及房室结和窦房结。

右冠状动脉的分支有:

(1) 窦房结支:约 60% 起于右冠状动脉发出处 1~2 cm 范围内,向上经右心房内侧壁至上腔静脉口,多以逆时针方向,或以顺时针方向绕上腔静脉口穿入窦房结。

(2) 右缘支:较粗大,恒定,沿心下缘左行,分布至附近心室壁。左、右缘支较粗大、恒定,冠状动脉造影时可作确定心缘的标志。

(3) 后室间支:亦称后降支,约 94% 的人该支起于右冠状动脉,其余者起于旋支,自房室交点或其右侧起始后,沿后室间沟下行,多数止于后室间沟下 1/3,小部分止于中 1/3 或心尖切迹,可与前室间支的末梢吻合。该支除分支供应后室间沟附近的左、右心室壁外,还发 7~12 支室间隔后支,穿入室间隔,供应室间隔后 1/3。

(4) 右旋支:为右冠状动脉的另一终支,起始后向左行越过房室交点,止于房室交点与心左缘之间,也可有细支与旋支(左旋支)吻合。

(5) 右房支:分布于右心房,并形成心房动脉网。

(6) 房室结支:右冠状动脉的右旋支经过房室交点时,常形成倒"U"形弯曲,房室结支多起于该弯曲的顶端,向深部进入 Koch 三角的深面,其末端穿入房室结,供应房室结和房室束的近侧段。该支还向下分出细小分支供应室间隔上缘的小部分。冠状动脉造影的一个有用的辨认标志。

冠状动脉粥样硬化性心脏病(简称冠心病),可造成冠状动脉所分布区域心肌坏死,即心肌梗死。心肌梗死的范围基本上与动脉的分布区一致。如左心室侧壁和后壁心肌梗死,主要是由于阻塞了左旋支。前壁和室间隔前部心肌梗死,主要是由于阻塞了前室间支。冠状动脉任何一支阻塞,还可能引起心传导系不同部分的血供障碍,从而导致相应的心绞痛或心律失常。

5.2 静脉

主要有心大、中、小静脉,3 条静脉均汇入冠状沟后部的冠状窦,后者开口于右心房。与前室间支伴行,走在前室间沟内的为心大静脉;与后室间支伴行,走行在后室间沟内的为心中静脉;与右冠状动脉主干伴行向左的即心小静脉。

6. 心包

心包是包在心的外面及大血管根部的囊状结构。在胸腔解剖标本上辨认纤维性心包及浆膜性心包,区分浆膜性心包的脏层和壁层,注意观察心包腔的形成。

回顾与思考	1. 在心标本的表面区分两侧心房、心室的大致界限。 2. 对照心解剖标本,说明血液在心腔内流动时路径及各瓣膜的活动状况。 3. 对照胸腔解剖标本,在活体上确定心的体表投形,正确指出心尖的位置。 4. 对照标本,描述心传导系的组成及位置。 5. 对照标本辨认下列结构:心的两面三缘、心尖、右心房、右心室、左心房、左心室、二尖瓣、三尖瓣、主动脉瓣、肺动脉瓣、左冠状动脉、右冠状动脉、冠状窦和心包腔。
作业	心实验报告

十八、动脉实验

实验项目	动脉实验
实验目的	1. 掌握：主动脉、肺动脉分段及重要分支。 2. 熟悉：肺动脉干的位置；中等动脉的起止和分布范围。 3. 了解：动脉韧带的位置。
实验要点	1. 肺动脉干及左、右肺动脉的行程。 2. 主动脉的起止、位置、分部及各部发出的分支。 3. 头颈、上肢、胸部、腹部、盆部和下肢的动脉主干的名称、起始部位、行程及其主要分支与分布。
实验材料	1. 胸腔解剖标本及离体心标本。 2. 躯干后壁的动脉标本。 3. 头颈、上肢动脉标本。 4. 胸、腹部动脉标本。 5. 盆部及下肢动脉标本。

实验内容及方法：

1. 动脉

1.1 肺动脉

对照胸腔解剖标本、模型观察。

肺动脉系一粗短的动脉干。起自右心室，在升主动脉前方向左后上方斜行，至主动脉弓下方分为左、右肺动脉。观察它们的行径和分支。确认肺动脉干，左、右肺动脉及动脉韧带。

1.2 主动脉

观察躯干后壁动脉标本、模型，配合离体心标本及胸腔解剖标本观察。

主动脉是体循环的动脉主干。由左心室发出，起始段为升主动脉；向右前上方斜行，达右侧第 2 胸肋关节高度移行为主动脉弓；弓形弯向左后方，至第 4 胸椎体下缘处向下移行为胸主动脉；沿脊柱左侧下行逐渐转至其前方，于第 12 胸椎高度穿膈的主动脉裂孔，移行为腹主动脉；在腹腔内沿脊柱左前方下降，至第 4 腰椎体下缘处分为左、右髂总动脉。

对照表 1，观察主动脉的分部及分部的标志。

表1 主动脉的分部

主动脉各部的名称	主动脉各部的界限
升主动脉→主动脉弓→胸主动脉→腹主动脉→左、右髂总动脉	升主动脉:起自左心室→右侧第2胸肋关节水平弯向左后 主动脉弓:自右侧第2胸肋关节水平→第4胸椎体下缘 胸主动脉:第4胸椎体下缘→膈的主动脉裂孔 腹主动脉:膈的主动脉裂孔→第4腰椎体下缘 左、右髂总动脉:第4腰椎体下缘→骶髂关节的前方

1.2.1 头颈部的动脉

头颈部的动脉主干是颈总动脉。

注意观察左、右颈总动脉起点的差别:左颈总动脉起自主动脉弓,右颈总动脉起自头臂干。

在头颈部动脉标本上观察:可见颈总动脉经胸锁关节后方,沿气管和食管两侧上升,至甲状软骨上缘处分成2个终支,即颈内动脉和颈外动脉,仔细辨认二动脉的位置。

颈内动脉在颈部无分支,颈外动脉的分支与分布概况见表2。

表2 颈外动脉的分支及分布

名称	寻认要点和行径	分布范围	主要分支及分布
甲状腺上动脉	在颈外动脉起始处发出,走向前下方	甲状腺上部、喉	
面动脉	平下颌角高度发出,经下颌下腺深面,在咬肌前缘越过下颌骨体下缘,经口角和鼻翼外侧至内眦	下颌下腺 同部 腭扁桃体	
颞浅动脉	在耳屏前方垂直上行	颞部及顶颅部的软组织	
上颌动脉	从下颌骨髁突的深面向内进入颞下窝	口腔、鼻腔、腭部、颊部,上、下颌牙及牙龈,咀嚼肌及硬脑膜	① 脑膜中动脉分布于硬脑膜 ② 下牙槽动脉分布于下颌牙及牙龈

1.2.2 锁骨下动脉及上肢的动脉

用胸腔解剖标本和上肢血管标本,注意观察左右锁骨下动脉起始的差别。

左锁骨下动脉起自主动脉弓,右锁骨下动脉始于头臂干。二锁骨下动脉起始后斜向上行,经胸膜顶前方,向外穿斜角肌间隙至第1肋的外侧缘,移行为腋动脉。

锁骨下动脉的分支和分布概况见表3。

表3 锁骨下动脉的分布及分布

名称	寻认要点和行径	分布范围	主要分支及分布
椎动脉	锁骨下动脉向上发出的第一个分支,上行,穿上位6个颈椎的横突孔,经枕骨大孔入颅	脑和脊髓	
胸廓内动脉	起自锁骨下动脉下壁,与椎动脉的起点相对,在胸骨外侧缘1.25 cm处,沿肋软骨后方下行	胸前壁、心包膈膈、乳房	终支腹壁上动脉
甲状颈干	为在前斜角肌内缘处上发出的一条短干,立即分为数支		甲状腺下动脉;甲状腺下部、喉及气管

1) 腋动脉

在腋窝内向外下方走行,至大圆肌下缘移行为肱动脉。

在胸小肌上缘、胸小肌下缘和肩肿下肌下缘附近分别寻认胸肩峰动脉、胸外侧动脉和肩胛下动脉。其主要分支有:

(1) 胸肩峰动脉:分为数支,分布于三角肌、胸大肌、胸小肌和肩关节。

(2) 胸外侧动脉:分布至前锯肌、胸大肌、胸小肌和乳房。

(3) 肩胛下动脉:分为胸背动脉和旋肩胛动脉。前者至背阔肌和前锯肌;后者穿三边孔至冈下窝,营养附近诸肌,并与肩胛上动脉吻合。

(4) 旋肱后动脉:伴腋神经穿四边孔,绕肱骨外科颈至三角肌和肩关节等处。腋动脉还发出胸上动脉至第1、2肋间隙;旋肱前动脉至肩关节及邻近肌。

2) 肱动脉

沿肱二头肌内侧下行至肘窝深部,平桡骨颈高度分为桡动脉和尺动脉。肱动脉主要分支分布见表4;参照表5观察掌浅弓和掌深弓。

表4 肱动脉的分支及分布

名称	寻认要点和行径	分布范围	主要分支及分布
肱深动脉	位于桡神经沟中	臂肌后群肘关节	
桡动脉	沿肱桡肌深面下行至桡骨下端,弯至手背	前臂桡侧诸肌	① 掌浅支,与尺动肪终支吻合,构成掌浅弓;② 拇主要动脉,分布:拇指两侧缘和示指桡侧缘
尺动脉	分出后斜向内下,经尺侧腕屈肌与指浅屈肌之间下行,进入手掌	前臂尺侧诸肌	① 掌深支,与桡动脉终支吻合,构成掌深弓;② 骨间总动脉,骨间前、后动脉,分布:前臂掌侧及背侧的深层肌

表 5　　　　　　　　　　　　掌浅弓和掌深弓

名称	位置	形成	分支与分布
掌浅弓	掌腱膜与指深、浅屈肌腱之间	桡动脉的掌浅支与尺动脉的终支	① 指掌侧固有动脉,1 条,分布于小指的尺侧缘 ② 指掌侧总动脉,3 条,每一条动脉又各分为 2 条指掌侧固有动脉,分布于第 2～5 指的相对缘
掌深弓	指深、浅屈肌腱的深面	桡动脉的终支与尺动脉的掌深支	发 3 小支与指掌侧总动脉吻合

3）胸部的动脉

胸部的动脉主干为胸主动脉。取躯干后壁动脉标本,观察胸主动脉壁支在肋间隙内的走行概况。

第 1、2 对肋间后动脉来自锁骨下动脉,第 3～11 对和肋下动脉由胸主动脉的后外侧壁发出。每支肋间后动脉均发出细小的后支,布于脊髓、背部的肌肉和皮肤。

前支粗大,与肋间后静脉和肋间神经伴行于肋间隙内,分布于胸壁、腹壁上部。

胸主动脉的脏支较细小,包括支气管支、食管支和心包支,为分布于气管、支气管、食管和心包的一些细小分支。

仔细寻认支气管动脉和食管动脉。

4）腹部的动脉

腹部的动脉主干为腹主动脉。取躯干后壁动脉标本及腹部动脉标本观察,可见腹主动脉的壁支主要有 4 对腰动脉、膈下动脉、骶正中动脉等,分布于腹后壁、脊髓、膈下面、肾上腺和盆腔后壁等处。4 对腰动脉,可在腰椎的前方及外侧寻认。

腹主动脉的脏支,有肾动脉、肾上腺中动脉、睾丸动脉和腹腔干、肠系膜上动脉、肠系膜下动脉等。前 3 者均为成对的动脉,其中肾动脉最为粗大,极易辨认,肾上腺中动脉和睾丸动脉的起点,分别在肾动脉的稍上方和稍下方,注意辨认并追寻其行径。后 3 条脏支均为不成对的动脉,且分支复杂,应逐一观察。

(1)肾动脉:约平第 1～2 腰椎椎间盘高度,起于腹主动脉,横行向外,到肾门附近分为前、后两干,经肾门入肾,肾动脉在入肾门之前发出肾上腺下动脉至肾上腺,在腺内与肾上腺上、中动脉吻合。

(2)睾丸动脉:细而长,在肾动脉起始处稍下方由腹主动脉前壁发出沿腰大肌前面斜向外下方走行,穿入腹股沟管,参与精索组成,分布至睾丸和附睾,故又称精索内动脉。在女性则为卵巢动脉,经卵巢悬韧带下行入盆腔,分布于卵巢和输卵管壶腹。

(3)腹腔干:在主动脉裂孔的稍下方,自主动脉腹部前壁发出的一条短而粗的血管为腹腔干,它立即分为 3 支,即胃左动脉、肝总动脉和脾动脉。腹腔干的分支及分布概况见表 6。

(4)肠系膜上动脉:在腹腔干的稍下方,起自主动脉腹部前壁的动壁的动脉即肠系膜上动脉,它向下经胰头和十二指肠水平部之间,进入肠系膜根部。呈弓形走向右髂窝。参照表7辨认肠系膜上动脉的分支。

(5)肠系膜下动脉:约在第3腰椎水平起自主动脉腹部的前壁,向左下方走行,参照表8辨认肠系膜下动各分支。

表6　　　　　　　　　　　　　腹腔干的分支

名称	寻认要点和行径	分布范围	主要分支及分布
胃左动脉	从腹腔干发出后,行向左上方,至贲门后沿胃小弯左行	食管下段和胃小弯侧的胃壁	
肝总动脉	沿胰头上缘向右前方走行,至十二指肠上部的上方分为2支	胃小弯侧的胃壁,胃大弯侧的,胃壁及大网膜,十二指肠,肝胆,胰	① 肝固有动脉｛左支、肝左叶／右支、肝右叶┗胆囊动脉;胆囊┗胃右动脉:十二指肠上部胃小弯附近的胃壁(与胃左脉吻口)　② 胃十二指肠动脉｛胃网膜右动脉:胃大弯侧的胃壁及大网膜／胰十二指肠上前动脉｝胰十二指肠／胰十二指肠上后动脉｝
脾动脉	沿胰的上缘左行至脾门处	胃底、胃大弯侧的胃壁和大网膜、胰、脾	① 胃短动脉:胃底　② 胃网膜左动脉:胃大弯侧的胃壁和大网膜(与胃网膜右动脉吻口)

表7　　　　　　　　　　　　　肠系膜上动脉的分支

名称	寻认要点和行径	分布范围	主要分支及分布
空肠动脉回肠动脉回结肠动脉右结肠动脉中结肠动脉	在肠系膜上动脉的左壁发出,共12~16条,行于小肠系膜内,多次吻口成弓　在肠系膜上动脉右壁最下方发出,斜向右下方,在盲肠附近分数支　在回结肠动脉的上方发出,沿腹后壁右行在右结肠动脉的上方发出	空肠、回肠、回肠末端盲肠、阑尾升结肠的一部分、升结肠、横结肠	阑尾动脉:阑尾

表 8 **肠系膜下动脉的分支**

名称	寻认要点和行径	分布范围
左结肠动脉	沿腹后壁横行向左,至降结肠附近	结肠左曲降结肠
乙状结肠动脉	在乙状结肠系膜内,斜向左下方	乙状结肠
直肠上动脉	沿骨盆后壁下降入盆腔	直肠上部

5)盆部及下肢的动脉

观察盆部及下肢动脉标本,可见在骶髂关节的前方,髂总动脉分为 2 支,下降入骨盆腔的一支为髂内动脉,沿腰大肌内侧缘下行的为髂外动脉。

(1)髂内动脉的分支:包括脏支和壁支两类。参照表 9,辨认髂内动脉的分支和分布概况。髂外动脉沿腰大肌内侧缘下行,经腹股沟韧带中点稍内侧的后方入股部,移行为股动脉。

(2)髂外动脉的主要分支:为腹壁下动脉。该动脉在腹股沟韧带上方发自髂外动脉,向内上分布于腹直肌。股动脉在股三角内下行,至股三角下穿向背侧,入腘窝,改名为腘动脉,在窝下部,动脉分为胫前动脉与胫后动脉二支,降入小腿。参照表 10,辨认下肢各动脉的分支、分布概况

表 9 **髂内动脉的分支**

	名称	行径	分布范围
脏支	膀胱下动脉	沿盆腔侧壁向下内走行	膀胱、精囊腺、前列腺、输尿管下段(妇性则有小支至阴道)
	直肠下动脉	向内下方走行	直肠下部
	子宫动脉(女)	在子宫阔韧带两层之间向内行,在子宫颈的外侧跨过输尿管的前方,继沿子宫侧缘上行	子宫、输卵管
	阴部内动脉	从梨状肌下方出盆腔,绕坐骨棘沿闭孔内肌的内面向前,进入会阴深部	肛门、外生殖器
壁支	闭孔动脉	沿骨盆侧壁行向前下方,经闭孔出盆腔至股内侧部	股内侧部的肌肉、髋关节
	臀上动脉	经梨状肌上方,出盆腔,至臀部	臀肌、髋关节
	臀下动脉	经梨状股下方,出盆腔,至臀大肌深面	臀大肌、髋关节囊、坐骨神经

表 10			下肢的动脉	
名称	寻认要点和行径	分布范围		
股动脉	在股三角内,自腹股沟韧带中点稍内侧的深面,斜向下内		股深动脉 { 旋股内侧动脉　股部各肌 旋股外侧动脉　肌群髋 数条穿动脉 }	
腘动脉	在腘窝深部正中垂直下降	膝关节及其附近诸肌		
胫前动脉	在小腿前群股长之间经踝关节前方降至足背	小腿前群肌	足背动脉:足背、足趾等处 　└→足底深支	
胫后动脉	小腿后部浅、深两层股肌之间下降,至内踝后下方分支进入足底	小腿后群肌 小腿外侧群肌	① 足底外侧动脉:与足背动脉的足底深支吻合成足底弓,布于足底内侧部肌肉 ② 足底内侧动脉:布于足底内侧部	

回顾与思考	1. 在标本上正确地指出全身各部动脉主干的名称、走行、要分支,以及它们的分布范围。 2. 根据对动脉系的观察,总结动脉的分布规律。 3. 以左心室为出发点,设想流向全身各部的血液所经过的主要动脉。 4. 结合活体,指出位置较表浅的动脉的名称和它们的具体部位。 5. 在活体上结合观察到的标本,描述主要动脉的体表投影及压迫止血点的具体部位。 6. 自己设计一个图表,表示大循环动脉的主要分支概况。 7. 根据标本观察、总结某些重要器官的供血来源,如甲状腺、胃、肾上腺和直肠等。
作业	动脉实验报告

十九、静脉实验

实验项目	静脉实验
实验目的	1. 掌握：上腔静脉系、下腔静脉系、门静脉系收集范围、行程、汇入部位。 2. 熟悉：奇静脉的位置；髂总静脉、肾静脉、肝静脉的起止及汇入。
实验要点	1. 肺静脉的行径。 2. 上腔静脉的组成、起止，主要属支的名称、位置及收集范围。 3. 下腔静脉的组成、起止，主要属支的名称、位置及收集范围。 4. 门静脉的组成、主要属支的名称及收集范围。
实验材料	1. 胸腔解剖标本及离体心标本。 2. 躯干后壁的静脉标本。 3. 头颈部的静脉标本，上肢的静脉标本。 4. 腹部的静脉标本，肝标本。 5. 盆部及下肢的静脉标本。 6. 门、腔静脉吻合模型。

实验内容及方法：

1. 肺静脉

观察胸腔解剖标本和离体心标本。每侧肺有两条肺静脉，离开肺门后，横行向内，注入左心房。

2. 头颈部静脉

头颈部的静脉变异较多，在辨认有困难时，应及时请老师指导。取头颈部的静脉标本观察，可见头颈部有两条静脉主干，即颈内静脉与颈外静脉。

2.1 颈内静脉

起自颅底的颈静脉孔，初伴颈内动脉，继而伴颈总动脉下行，至胸锁关节后方，与锁骨下静脉会合，形成头臂静脉，注意观察二静脉汇合处所形成的静脉角。颈内静脉的属支包括颅内支及颅外支，颅内支将在神经系章内观察，本节仅观察颅外支。

2.1.1　面静脉

位置表浅，起自内眦静脉，在面动脉的后方伴其下行，在下颌角下方跨过颈内、外动脉的表面与下颌后静脉的前支汇合，成一短干下行至舌骨大角附近注入颈内静脉。

面静脉通过眼上静脉和眼下静脉与颅内的海绵窦交通，并通过面深静脉与翼静脉丛交通，继而与海绵窦交通。

面静脉缺乏静脉瓣。因此,面部发生化脓性感染时,若处理不当(如挤压等),可导致颅内感染。故将鼻根至两侧口角的三角区称为"危险三角"。

2.1.2　下颌后静脉

由颞浅静脉和上颌静脉在腮腺内汇合而成,二者为同名动脉的伴行静脉。上颌静脉起自翼内肌和翼外肌之间的翼静脉丛;下颌后静脉下行至腮腺下端处分为前后两支,前支注入面静脉,后支与耳后静脉和枕静脉汇合成颈外静脉。

在腮腺下部,下颌后静脉分为2支:前支汇入面静脉,后支汇入颈外静脉。下颌后静脉收集面侧区和颞区的静脉血。

2.2　颈外静脉

由下颌后静脉的后支、耳后静脉和枕静脉在下颌角处汇合而成,沿胸锁乳头肌表面下行,在锁骨上方穿深筋膜,注入锁骨下静脉或静脉角。

颈外静脉主要收集头皮和面部的静脉血。静脉末端有一对瓣膜,但不能防止血液逆流。正常人站位或坐位时,颈外静脉常不显露。当心脏疾病或上腔静脉阻塞引起颈外静脉回流不畅时,在体表可见静脉充盈轮廓,称颈静脉怒张。

3.　上肢的静脉

观察上肢的静脉标本。

3.1　上肢的浅静脉

上肢的浅静脉有两条主干,即桡侧的头静脉和尺侧的贵要静脉,二静脉在肘窝处借肘正中静脉相连接。在标本上根据浅静脉的位置,注意辨认,追寻它们的流注交流。

3.1.1　头静脉

头静脉起自手背静脉网的桡侧,沿前臂下部的桡侧、前臂上部和肘部的前面以及肱二头肌外侧沟上行,再经三角胸肌间沟行至锁骨下窝,穿深筋膜注入腋静脉或锁骨下静脉。头静脉在肘窝处通过肘正中静脉与贵要静脉交通。头静脉收集手和前臂桡侧浅层结构的静脉血。

3.1.2　贵要静脉

贵要静脉起自手背静脉网的尺侧,沿前臂尺侧上行,至肘部转至前面,在肘窝处接受肘正中静脉,再经肱二头肌内侧沟行至臂中点平面,穿深筋膜注入肱静脉,或伴肱静脉上行,注入腋静脉。贵要静脉收集手和前臂尺侧浅层结构的静脉血。

3.1.3　肘正中静脉

肘正中静脉变异较多,通常在肘窝处连接头静脉和贵要静脉。

3.1.4　前臂正中静脉

前臂正中静脉起自手掌静脉丛,沿前臂前面上行,注入肘正中静脉。前臂正中静脉有时分叉,分别注入头静脉和贵要静脉,因而不存在肘正中静脉。

前臂正中静脉收集手掌侧和前臂前部浅层结构的静脉血。

3.2　上肢的深静脉

上肢的深静脉都与同名动脉伴行,且多为两条。由于上肢的静脉血主要由浅静脉引流,深静脉较细。两条肱静脉在大圆肌下缘处汇合成腋静脉。腋静脉位于腋动脉的前内侧,在第1肋外侧缘续为锁骨下静脉。腋静脉收集上肢浅静脉和深静脉的全部血液。

锁骨下静脉在第一肋外侧缘续于腋静脉,向内行于腋动脉的前下方,至胸锁关节后方与颈内静脉汇合成头臂静脉。汇合部称静脉角,是淋巴导管的注入部位,其属支是腋静脉和颈外静脉。

4. 胸部的静脉

观察胸壁的静脉标本,注意头臂静脉、上腔静脉、奇静脉及其属支的流注关系。

4.1 头臂静脉

头臂静脉在胸锁关节后方由颈内静脉和锁骨下静脉汇合而成。左头臂静脉比右头臂静脉长,向右下斜越左锁骨下动脉、左颈总动脉和头臂干的前面,至右侧第1胸肋结合处后方与右头臂静脉汇合成上腔静脉。头臂静脉还接受椎静脉、胸廓内静脉、肋间最上静脉和甲状腺下静脉等。

4.2 上腔静脉

上腔静脉由左、右头臂静脉汇合而成。沿升主动脉右侧下行,至右侧第2胸肋关节后方穿纤维心包,平第3胸肋关节下缘注入右心房。在穿纤维心包之前,有奇静脉注入。

4.3 奇静脉

奇静脉在右膈脚处起自右腰升静脉,沿食管后方和胸主动脉右侧上行,至第4胸椎体高度向前勾绕右肺根上方,注入上腔静脉。奇静脉沿途收集右侧肋间后静脉、食管静脉、支气管静脉和半奇静脉的血液。奇静脉上连上腔静脉,下借右腰升静脉连于下腔静脉,故是沟通上腔静脉系和下腔静脉系的重要通道之一。当上腔静脉或下腔静脉阻塞时,该通道可成为重要的侧支循环途径。

4.4 半奇静脉

半奇静脉在左膈脚处起自左腰升静脉,沿胸椎体左侧上行,约达第8胸椎体高度经胸主动脉和食管后方向右跨越脊柱,注入奇静脉。半奇静脉收集左侧下部肋间后静脉、食管静脉和副半奇静脉的血液。

4.5 副半奇静脉

副半奇静脉沿胸椎体左侧下行,注入半奇静脉或向右跨过脊柱前面注入奇静脉。副半奇静脉收集左侧上部肋间后静脉的血液。

4.6 脊柱静脉

椎管内外有丰富的静脉丛,按部位将其分为椎外静脉丛和椎内静脉丛。

椎内静脉丛位于椎骨骨膜和硬脊膜之间,收集椎骨、脊膜和脊髓的静脉血。

椎外静脉丛位于椎体的前方、椎弓及其突起的后方,收集椎体和附近肌肉的静脉血。

椎内、外静脉丛无瓣膜,互相吻合,注入附近的椎静脉、肋间后静脉、腰静脉和骶外侧静脉等。

脊柱静脉丛向上经枕骨大孔与硬脑膜窦交通,向下与盆腔静脉丛交通。因此,脊柱静脉丛是沟通上、下腔静脉系和颅内、外静脉的重要通道。当盆、腹、胸腔等部位发生感染、肿瘤或寄生虫时,可经脊柱静脉丛侵入颅内或其他远位器官。

5. 盆部与腹部的静脉

观察躯干后壁和盆部的静脉标本,可见腹盆部静脉主要有髂外静脉、髂内静脉、髂总静脉、下腔静脉和肝门静脉及其属支。在骶髂关节的前方由同侧的髂内静脉及髂外静脉合成髂总静脉,两侧髂总静脉约在第5腰椎高度合成下腔静脉。

5.1 髂外静脉

髂外静脉是股静脉的直接延续。左髂外静脉沿髂外动脉的内侧上行,右髂外静脉先沿髂外动脉的内侧,后沿动脉的后方上行,至骶髂关节前方与髂内静脉汇合成髂总静脉。髂外静脉接受腹壁下静脉和旋髂深静脉。

5.2 髂内静脉

髂内静脉沿髂内动脉后内侧上行,与髂外静脉汇合成髂总静脉。髂内静脉的属支与同名动脉伴行。盆内脏器的静脉在器官壁内或表面形成丰富的静脉丛,诸如膀胱静脉丛和直肠静脉丛、前列腺静脉丛(男)、子宫静脉丛和阴道静脉丛(女)等。这些静脉丛在盆腔器官扩张或受压迫时有助于血液回流。

5.3 髂总静脉

髂总静脉由髂外静脉和髂内静脉汇合而成。双侧髂总静脉伴髂总动脉上行至第5腰椎体右侧,汇合成下腔静脉。左髂总静脉长而倾斜,先沿左髂总动脉内侧,后沿右髂总动脉后方上行。右髂总静脉短而垂直,先行于右髂总动脉后方,后行于该动脉的外侧。髂总静脉接受髂腰静脉和骶外侧静脉,左髂总静脉还接受骶正中静脉。

5.4 下腔静脉

下腔静脉由左、右髂总静脉在第4或第5腰椎体右前方汇合而成,沿腹主动脉右侧,脊柱右前方上行,经肝的腔静脉沟,穿膈的腔静脉孔进入胸腔,再穿纤维心包注入右心房。下腔静脉的属支分壁支和脏支两种,多数与同名动脉伴行。

5.4.1 壁支

包括膈下静脉和腰静脉,各腰静脉之间的纵支连成腰升静脉。左右腰升静脉向上分别续为半奇静脉和奇静脉,向下与髂总静脉和髂腰静脉交通。

5.4.2 脏支

包括左、右睾丸(卵巢)静脉、肾静脉、左、右肾上腺静脉和肝静脉等。

(1)睾丸静脉:注意观察左、右睾丸静脉的流注关系及注入部位的角度。起自睾丸和附睾的小静脉,成蔓状盘绕睾丸动脉,构成蔓状静脉丛。蔓状静脉丛参与精索的构成,经腹股沟管进入盆腔,汇成睾丸静脉,左侧以直角注入左肾静脉,右侧以锐角注入下腔静脉。由于左睾丸静脉以直角注入左肾静脉,是发生左侧精索静脉曲张的原因之一。因静脉血回流受阻,严重者可导致不育。

卵巢静脉起自卵巢静脉丛,在卵巢悬韧带内上行,合成卵巢静脉,注入部位同睾丸静脉。

(2)肾静脉:在肾门处合为一干,注意比较左、右肾静脉的长度经肾动脉前面向内行,注入下腔静脉。注意比较左、右肾静脉的长度,左肾静脉比右肾静脉长,跨越腹主动脉的前面。左肾静脉接受左睾丸静脉和左肾上腺静脉。

（3）肾上腺静脉：左侧注入左肾静脉，右侧注入下腔静脉。

（4）肝静脉：取剥除下腔静脉的肝标本，在右侧纵沟的后份（下腔静脉通过处），辨认肝静脉。肝静脉由小叶下静脉汇合而成。肝左静脉、肝中间静脉和肝右静脉在腔静脉沟处注入下腔静脉。

5.5 腹部静脉

观察腹部的静脉标本。从流注关系上观察，腹部的静脉有直接注入下腔静脉和先进入肝，出肝后再注入下腔静脉的门静脉系两种流注方式。

（1）直接注入：直接注入下腔静脉的有肾静脉、睾丸静脉（女性为卵巢静脉）和肝静脉等。

（2）入肝再注入：肝门静脉系在肝十二指肠韧带内，胆总管及肝固有动脉的后方，有一短而粗的静脉干，由肝门入肝，此静脉干即门静脉。

（3）入肝后分支：入肝后分为两支，分别进入肝左叶和肝右叶，肝门静脉在肝内反复分支，最终注入肝血窦。

肝血窦含有来自肝门静脉和肝固有动脉的血液，经肝静脉注入下腔静脉。

由肝门静脉及其属支组成，收集腹盆部消化道（包括食管腹段，但齿状线以下肛管除外）、脾、胰和胆囊的静脉血。起始端和末端与毛细血管相连，无瓣膜。

5.5.1 肝门静脉的属支

包括肠系膜上静脉、脾静脉、肠系膜下静脉、胃左静脉、胃右静脉、胆囊静脉和附脐静脉等，多与同名动脉伴行。

（1）肠系膜上静脉：走行于小肠系膜内，与同名动脉伴行。收集十二指肠至结肠左曲以上肠管、部分胃和胰腺的静脉血，并与脾静脉一起构成门静脉。

（2）脾静脉：起自脾门处，经脾动脉下方和胰后方右行，与肠系膜上静脉汇合成肝门静脉。

（3）肠系膜下静脉：注入脾静脉或肠系膜上静脉。

（4）胃左静脉：在贲门处与奇静脉和半奇静脉的属支吻合。

（5）胃右静脉：接受幽门前静脉，幽门前静脉经幽门与十二指肠交界处前面上行，为手术是区别幽门和十二指肠上部的标志。

（6）胆囊静脉：注入肝门静脉主干或肝门静脉右支。

（7）附脐静脉：起自脐周静脉网，沿肝圆韧带上行至肝下面注入肝门静脉。

5.5.2 门-腔静脉交通途径

在门-腔静脉吻合模型上辨认食管静脉丛、直肠静脉丛和脐周围静脉网，由此追认肝门静脉系与上下腔静脉系之间的交通途径：

（1）通过食管腹段黏膜下的食管静脉丛，形成肝门静脉系的胃左静脉与上腔静脉系的奇静脉和半奇静脉之间的交通。食管、直肠与脐周围部静脉的流注关系。

（2）通过直肠静脉丛，形成肝门静脉系的直肠上静脉与下腔静脉系的直肠下静脉和肛静脉之间的交通。

（3）通过脐周静脉网,形成肝门静脉系的附脐静脉与上腔静脉系的胸腹壁静脉和腹壁上静脉或与下腔静脉系的腹壁浅静脉和腹壁下静脉之间的交通。

（4）通过椎内、外静脉丛,形成腹后壁前面的肝门静脉系的小静脉与上、下腔静脉系的肋间后静脉和腰静脉之间的交通。

此外,肝门静脉系在肝裸区、胰、十二指肠、升结肠和降结肠等处的小静脉与上下腔静脉系的膈下静脉、肋间后静脉、肾静脉和腰静脉等交通。

在正常情况下,肝门静脉系与上下腔静脉系之间的交通支细小,血流量少。肝硬化、肝肿瘤、肝门处淋巴结肿大或胰头肿瘤等可压迫肝门静脉,导致肝门静脉回流受阻,此时肝门静脉系的血液经上述交通途径形成侧支循环,通过上下腔静脉系回流。由于血流量增多,交通支变得粗大和弯曲,出现静脉曲张,如食管静脉丛、直肠静脉丛和脐周静脉丛曲张。如果食管静脉丛和直肠静脉丛曲张破裂,则引起呕血和便血。当肝门静脉系的侧支循环失代偿时,可引起收集静脉血范围的器官瘀血,出现脾肿大和腹水等。

6. 下肢静脉

下肢静脉比上肢静脉瓣膜多,浅静脉与深静脉之间的交通丰富。

6.1　下肢浅静脉

下肢浅静脉有两条主干,即大隐静脉和小隐静脉,辨认二血管的位置,观察它们的走行及流注关系。

6.1.1　小隐静脉

小隐静脉在足外侧缘起自足背静脉弓,经外踝后方,沿小腿后面上行,至腘窝下角处穿深筋膜,再经腓肠肌两头之间上行,注入腘静脉。

小隐静脉收集足外侧部和小腿后部浅层结构的静脉血。

6.1.2　大隐静脉

（1）大隐静脉走行:大隐静脉是全身最长的静脉。在足内侧缘起自足背静脉弓,经内踝前方,沿小腿内侧面、膝关节内后方、大腿内侧面上行,至耻骨结节外下方3~4 cm处穿阔筋膜的隐静脉裂孔,注入股静脉。

（2）大隐静脉属支:大隐静脉在注入股静脉之前,接受股内侧浅静脉、股外侧浅静脉、阴部外静脉、腹壁浅静脉和旋髂浅静脉等5条属支。

大隐静脉收集足、小腿和大腿的内侧部以及大腿前部浅层结构的静脉血。

（3）大隐静脉位置、交通:大隐静脉在内踝前方的位置表浅而恒定,是静脉注射输血、输液的常用部位。

大隐静脉和小隐静脉借穿静脉与深静脉交通。穿静脉的瓣膜朝向深静脉,可将浅静脉的血液引流入深静脉。当深静脉回流受阻时,穿静脉瓣膜关闭不全,深静脉血液返流入浅静脉,导致下肢浅静脉曲张。

6.2　下肢深静脉

下肢的深静脉均与同名动脉伴行,最后汇入股静脉;足和小腿的深静脉与同名动脉伴行,均为2条。

胫前静脉和胫后静脉汇合成一条腘静脉。腘静脉穿收肌腱裂孔移行为股静脉。

股静脉伴股动脉上行，经腹股沟韧带后方续为髂外静脉。股静脉接受大隐静脉和与股动脉分支伴行的静脉。

股静脉在腹股沟韧带的稍下方位于股动脉内侧，临床上常在此处作静脉穿刺插管。

回顾与思考	1. 在标本上，指出上腔静脉及上腔静脉的主要属支，指出下腔静脉及下腔静脉的主要属支。 2. 在体表辨认以下浅静脉：颈外静脉、头静脉、贵要静脉、肘正中静脉，大隐静脉及小隐静脉。 3. 通过实验，总结静脉的配布规律。 4. 对照模型描述门静脉系与上下腔静脉系之间的吻合及门静脉的侧支循环。
作业	静脉实验报告

二十、淋巴系统实验

实验项目	淋巴系统实验
实验目的	1. 掌握：淋巴系的组成；胸导管的组成、行程、收纳范围和汇入；右淋巴导管的组成、收纳范围的汇入；腋淋巴结群和腹股沟浅、深淋巴结群的位置，收纳范围及其回流；脾的位置。 2. 熟悉：淋巴系的主要功能及各淋巴干名称，收纳范围；颈外侧浅、深淋巴结群的位置、收纳范围及回流；脾的形态。
实验要点	1. 胸导管的起始、组成、行径和注入部位。 2. 右淋巴导管的组成和注入部位。 3. 下颌下淋巴结、颈外侧浅淋巴结，颈外侧深淋巴结，颏淋巴结和乳突淋巴结的位置及输出管的去向。 4. 锁骨上淋巴结的位置及颈干的形成。 5. 腋淋巴结的位置及锁骨下干的形成。 6. 胸、腹、盆腔的淋巴结群的位置及支气管纵隔干、腰干、肠干的形成。 7. 腹股沟浅淋巴结上、下组及腹股沟深淋巴结的位置和输出管的去向。 8. 脾与胸腺的位置和形态。
实验材料	1. 全身浅淋巴结的标本或模型 2. 胸导管及右淋巴导管解剖标本。 3. 胸、腹、盆腔的淋巴结标本或模型。 4. 小儿胸腔解剖标本(示胸腺)。 5. 腹腔解剖标本及离体的脾标本。

实验内容及方法：

1. 淋巴系

1.1　胸导管及右淋巴导管

观察胸导管及右淋巴导管的解剖标本：

（1）胸导管：位于腹后壁，其下端的膨大即乳糜池。查看乳糜池的位置(第一腰椎体前方)，寻认肠干和左、右腰干的汇入。胸导管起始后穿过膈的主动脉裂孔入胸腔，在食管后方沿脊柱的右前方上升，至第5胸椎高度逐渐转向左侧，到左颈根部注入左静脉角，仔细寻认注入胸导管末端的左支气管纵隔干、左锁骨下干和左颈干。

（2）右淋巴导管：在右静脉角附近，寻找辨认右淋巴导管。右淋巴导管甚短，注意观察其属支右支气管纵隔干、右锁骨下干和右颈干的注入。

1.2 淋巴结及全身的淋巴结群

取腹股沟浅淋巴结标本,观察淋巴结的形态。

淋巴结呈扁椭圆形,较软,较凹陷的一侧为淋巴门,注意辨认其输出淋巴管和输入淋巴管。

参阅表1,在标本或模型上观察全身各部淋巴结群的分布概况。

表1　　　　　　　　　　全身主要淋巴结(群)的位置和流注关系

部位	名称	位置及寻认要点	收集范围	流注关系
头颈部的淋巴结群	下颌下淋巴结	下颌下腺周围	颏面和口腔的淋巴	输出管注入 颈外侧浅淋巴结 颈外侧深淋巴结
	颏下淋巴结	颏下部	颏部、下唇中部和舌尖等处的淋巴	输出管注入下颌下淋巴结
	乳突淋巴结	耳郭后方	耳后部及颅顶的淋巴	输出管注入颈外侧浅淋巴结
	颈前淋巴结	颈部前方	喉、甲状腺和气管颈段的淋巴	输出管注入颈外侧深淋巴结
	颈外侧浅淋巴结		胸锁乳突肌浅面,沿颈外静脉排列	
	颈外侧深淋巴结:①咽后淋巴结;②锁骨上淋巴结	为一条沿颈内静脉排列的纵行淋巴结链。颈外侧深淋巴结的上部淋巴结,位于鼻咽部后方;颈外侧深淋巴结的下部,位于颈内静脉下段周围,并沿锁骨下动脉和臂丛列	直接或间接地受头颈部诸淋巴结的输出管及胸壁上部等处来的淋巴	输出管合成颈干 左侧入胸导管 右侧入右淋巴导管
上肢的淋巴结群	肘淋巴结	肱骨内上髁的上方	手尺侧半及臂尺侧半的部分淋巴	输出管注入腋淋巴结
	腋淋巴结	腋窝内	上肢、胸前外侧壁乳房和肩背部的淋巴	输出管组成锁骨下干 左侧入胸导管 右侧入右淋巴导管

续　表

部位	名称	位置及寻认要点	收集范围	流注关系
胸部的淋巴结	胸骨旁淋巴结	沿胸廓内动脉排列	胸前壁、腹前壁上部，肝上面和膈的淋巴	输出管注入支气管纵隔干
	纵隔淋巴结：①纵隔前淋巴结；②纵隔后淋巴结	心包前方食管及主动脉胸部的前方	胸腺、部分心包和心的淋巴食管及主动脉胸部的淋巴	输出管参与组成支气管纵隔干输出管直接注入胸导管
	支气管肺门淋巴结	肺门	肺的淋巴	输出管先注入气管杈周围的淋巴，再经气管两侧的淋巴结，后者的输出管形成支气管纵隔干{左侧入胸导管 右侧入右淋巴导管
腹部的淋巴结群	腹腔淋巴结	腹腔干起始部的周围	收纳腹腔干分布区域内的淋巴	三者的输出管汇合成{肠干，注入乳糜池
	肠系膜上淋巴结	肠系膜上动脉根部的周围	收纳肠系膜上动脉分布区域内的淋巴	
	肠系膜下淋巴结	肠系膜下动脉根部的周围	收纳肠系膜下动脉分布区域内的淋巴	
盆部和下肢的淋巴结群	髂内淋巴结	沿髂内动脉排列	盆腔脏器、会阴、大腿后面及臀部等处的淋巴	输出和注入髂总淋巴结
	髂外淋巴结	沿髂外动脉排列	收纳腹股沟浅、深淋巴结的输出管，腹前壁下部的深淋巴管及膀胱、前列腺或子宫颈、阴道上段的部分淋巴管	输出管注入腰淋巴结
	髂总淋巴结	髂总动脉周围	收纳髂内、外淋巴结的输出管	输出管注入腰淋巴结

续　表

部位	名称	位置及寻认要点	收集范围	流注关系
盆部和下肢的淋巴结群	腘淋巴结	腘窝内,腘动、静脉的周围	收纳足外侧缘及小腿后外侧的浅淋巴管和小腿的深淋巴管	输出管注入腹股沟深淋巴结
	腹股沟浅淋结:①上组;②下组	腹股沟韧带下方,与韧带平行排列 沿大隐静脉末端排列	收纳腹前壁下部、臀部、会阴部和外生殖器的浅淋巴管 收纳整个下肢的浅淋巴管(除腘淋巴结收纳者外)	输入管注入腹股沟深淋巴结
	腹股沟深淋巴结	股静脉根部周围	收纳腹股沟浅淋巴结的输出管及下肢深淋巴管	输出管注入髂外淋巴结

2. 脾

在腹腔解剖标本上,查看脾在腹腔内的位置与毗邻关系。

结合离体脾标本观察:脾位于左季肋部,胃底与膈之间,第 9~11 肋的深面,长轴与第 10 肋一致。

正常时在左肋弓下触不到脾。脾的位置可随呼吸和因体位不同而变化,站立比平卧时低 2.5 cm。

脾由胃脾韧带、脾肾韧带、膈脾韧带和脾结肠韧带支持固定。

脾可分为膈、脏两面,前、后两端和上、下两缘。

膈面光滑隆凸,对向膈。脏面凹陷,中央处有脾门,是血管、神经和淋巴管出入之处。

在脏面,脾与胃底、左肾、左肾上腺、胰尾和结肠左曲相毗邻。前端较宽,朝向前外方,达腋中线。后端钝圆,朝向后内方,距离正中线 4~5 cm。上缘较锐,朝向前上方,前部有 2~3 个脾切迹。

脾肿大时,脾切迹是触诊脾的标志。下缘较钝,朝向后下方。

3. 胸腺

观察小儿胸腺的解剖标本。

胸腺属淋巴器官,兼有内分泌功能。它位于胸骨柄后方,上纵隔的前部,贴近心包的上方和主动脉弓和头臂静脉等大血管的前部,胸腺的两侧与纵隔胸膜贴近,其上端与胸骨柄上缘水平相当,少数胸腺上端可伸到颈段气管前方。

胸腺通常可分为不对称的左、右两叶,两者借结缔组织相连,每叶多呈扁条状,质软。

胸腺有明显的年龄变化,其周围有脂肪组织和淋巴结。新生儿和幼儿的胸腺甚为发达;性成熟后胸腺发育至最高峰,由淋巴组织组成;此后逐渐萎缩、退化,成人的胸腺通常被结缔组织所替代,但胸腺遗迹一直到老年均可辨认。

胸腺可分泌胸腺素和促胸腺生成素等具有激素作用的活性物质。胸腺素可将来自骨髓、脾等处的原始淋巴细胞转化为具有免疫能力的 T 淋巴细胞,参与细胞免疫反应。促胸腺生成素可使包括胸腺细胞在内的淋巴细胞分化为参与免疫反应的细胞。

回顾与思考	1. 在标本上确认胸导管,描述其行程及始末两端的流注关系。 2. 摸辨人体浅淋巴结群的位置。 3. 列表总结 9 条淋巴干的引流范围。 4. 结合活体,描述脾的位置
作业	淋巴系统实验报告

感觉器实验

二十一、眼实验

实验项目	眼实验
实验目的	1. 掌握:眼球各层的名称、位置、分部及主要形态结构。 2. 熟悉:房水、晶状体、玻璃体的位置和形态结构。 3. 了解:眼睑、泪器、眼球外肌和眼血管的位置形态。
实验要点	1. 眼球壁的层次,分部与形态特点。 2. 眼球内容物的组成、功能及各部的形态特点。 3. 睑的形态和结构特点。 4. 泪器的组成与泪液的排出途径。 5. 眼球外肌的名称和位置。 6. 猪或牛眼球。 7. 泪器的解剖标本。 8. 眼球外肌的解剖标本。
实验材料	1. 猪或牛眼球。 2. 泪器的解剖标本。 3. 眼球外肌的解剖标本。

实验内容及方法:

注意观察眼球壁层次、眼球内容物的组成及眼外肌的位置。

1. 眼球壁层次

取新鲜的牛眼球或猪眼球,先观察它的外形和寻认视神经的附着部位,然后用解剖刀或刀片沿中纬线切成前后两半,先取眼球的前半部由后向前依次观察,充满于眼球内的透明胶状物为玻璃体。

移除玻璃体,可见其前方正中透明的晶状体。

晶状体周围的黑色环形增厚部为睫状体,在睫状体前份的后面有呈放射状排列的皱襞即睫状突。

用镊子轻轻提起晶状体,可见晶状体与睫状突之间有一些纤细的纤维相连,这些纤维即为睫状小带。

移除晶状体,即可见到位于其前方的虹膜,虹膜中央的孔为瞳孔。角膜是眼球壁外层前部的透明薄膜。

角膜与晶状体之间的间隙被虹膜分为前、后两部分,即眼球前房与眼球后房。

2. 眼球内容物的组成

取眼球的后半部标本,由前向后观察。

玻璃体充满于眼球内,透过玻璃体可见到,死后已变成乳白色的视网膜,它是眼球壁的最内层,易从眼球壁剥离。

在视网膜上所见到的红色细线状分支是视网膜中央动脉的分支,各分支的主干部向后集中于一白色圆盘状隆起,此隆起即视神经盘,它与眼球外表视神经的附着部位相对。

移除玻璃体和视网膜,可见到一层黑褐色的薄膜即脉络膜。仔细剥起脉络膜,可见它的深面有许多纤细的隆起,其中多数呈纵行,此为脉络膜中的血管。

脉络膜剥除后所留下的最外层即为巩膜。

3. 眼外肌的位置

取牛眼球或猪眼球,切成左、右两半,先观察眼球内的前房、后房、晶状体与玻璃体,然后再观察眼球壁的3层膜,由内向外依次为:视网膜、眼球血管膜及眼球纤维膜。

4. 角膜、巩膜、虹膜等

在活体上观察角膜、巩膜、虹膜、瞳孔及眼球前房等结构。

5. 眼副器

(1)睑和结膜:主要在活体上观察。辨认上睑、下睑、睑缘、睫毛、内眦、外眦、泪点、球结膜、结膜上穹、结膜下穹。

(2)泪器:观察泪器的解剖标本。泪腺位于眼球的外上方,泪囊位于泪囊窝内,上为盲端,向下经鼻泪管开口于下鼻道,连接泪点与泪囊的小管为泪小管。

(3)眼球外肌:取眼球外肌的解剖标本、模型,观察提上睑肌,上、下、内、外直肌和上、下斜肌,注意位置和肌束的方向,理解它们的作用。

回顾与思考	1. 在眼球标本上指出眼球壁和眼球内容物的各种结构。 2. 在活体上辨认角膜、巩膜、虹膜、瞳孔、睑结膜、球结膜、结膜穹、睑缘、内眦、外眦和泪点。
作业	眼实验报告

二十二、耳实验

实验项目	耳实验
实验目的	1. 掌握：内耳迷路的组成、分部及主要形态结构。 2. 熟悉：耳郭的外形、中耳的位置。 3. 了解：鼓室六壁及毗邻；咽鼓管位置与功能；小儿咽鼓管形态特点。
实验要点	1. 外耳的组成及外耳道的形态。 2. 鼓膜的位置与形态。 3. 鼓室六壁及其主要毗邻，听小骨的名称与连接关系。 4. 咽鼓管的位置与功能，小儿咽鼓管的形态特点。 5. 骨迷路各部的形态，膜迷路的组成和位置。
实验材料	1. 耳的解剖标本。 2. 小儿耳的剖面标本。 3. 听小骨标本。 4. 内耳模型。

实验内容及方法：

1. 外耳

取耳的解剖标本结合活体观察：①耳郭的形态；②外耳道的分部和弯曲；③鼓膜的位置、外形和分部。

2. 中耳

在颞骨锯开标本和耳的解剖标本中先观察中耳各部的位置和邻接关系，然后观察以下内容：

鼓室为颞骨岩部内含气的不规则小腔，其外侧壁为鼓膜；内侧壁上有两孔，后上方的称前庭窗，后下方的称蜗窗；前壁有咽鼓管的开口；后壁通乳突窦；上壁即鼓室盖，邻接颅中窝；下壁邻颈内静脉的起始部。

观察各听小骨的形态，然后在耳的解剖标本上观察各骨的连结：锤骨紧贴鼓膜，镫骨与前庭窗相连，砧骨位于二骨之间，三骨共同形成一条骨链。取颞骨的锯开标本观察。乳突小房为颞骨乳突内含气的小腔，大小不一，彼此通连，最后以较大的乳突窦通鼓室。

在耳的解剖标本上观察咽鼓管，注意其方向与通连关系。取小儿耳的剖面标本，观察其咽鼓管的形态特点。

3. 内耳

取耳的解剖标本和内耳模型观察。

3.1 骨迷路

由前向后,分为骨半规管、前庭和耳蜗 3 部分。

(1) 骨半规管:位于骨迷路的后部,根据方位,可分为前、后、外骨半规管,三者互相垂直排列。每个骨半规管都有两个骨脚,在这两个骨脚中,其中一个其上有一膨大部,称骨壶腹。骨半规管借骨脚与前庭相连。

(2) 前庭:即骨迷路的中部。向后与 3 个骨半规管相通;其外侧壁即中耳的内侧壁,有前庭窗和蜗窗;前庭的前部与耳蜗相通。

(3) 耳蜗:为骨迷路的前部,形似蜗牛壳。它是由蜗螺旋管绕蜗轴 2¾ 圈而成的,蜗顶朝向前外,蜗底即为内耳道的底。耳蜗的中轴为蜗轴,自蜗轴发出骨螺旋板,伸入蜗螺旋管。

3.2 膜迷路

位于骨迷路内。

(1) 膜半规管:形状如骨半规管,在膜壶腹的壁上有壶腹嵴。

(2) 椭圆囊和球囊:均位于前庭内,椭圆囊在后上方,与 3 个膜半规管相通;球囊在前下方借小管与蜗管相连。椭圆囊和球囊的囊壁上分别有椭圆囊斑和球囊斑。

(3) 蜗管:为耳蜗内的膜性管,一端起自前庭,另一端终于蜗顶。其横断面呈三角形。蜗管的上壁为前庭膜;下壁主要由与骨螺旋板相连的基底膜构成,上有螺旋器,外侧壁与蜗管相贴。这样,骨螺旋管的内腔便被分成前庭膜以上的前庭阶和基底膜以下的鼓阶,两阶借蜗孔相通。

回顾与思考	1. 在颞骨上辨认鼓室的 6 个壁和乳突小房。 2. 在标本和模型上辨认骨迷路与膜迷路的各个部分。 3. 通过声波的传导途径复习耳的结构。
作业	耳实验报告

神经系统实验

二十三、周围神经系统实验

实验项目	周围神经系统实验
实验目的	1. 掌握：脊神经的数目、组成及纤维成分；臂、腰、骶丛的组成和位置；内脏神经的区分与分布，交感和副交感神经低级中枢的位置；脑神经数目、名称、纤维成分。 2. 熟悉：颈丛的组成和位置；内脏运动和躯体运动的区别；脑神经出颅的部位；脊神经的分布。
实验要点	1. 脊神经的分布概况。 2. 颈丛、臂丛、腰丛和骶丛的组成、位置。各丛的重要分支和分布。 3. 胸神经前支的行程和分布。 4. 各对脑神经出颅所穿经的孔、裂，及其重要分支的行程和分布。 5. 交感干的组成、位置及与脊神经的关系。 6. 交感干的分部，各部神经节的分支和分布。 7. 副交感神经骶部与脊神经的关系。盆内神经的组成和分布。 8. 各内脏神经丛的位置、组成及其分布。
实验材料	1. 脊神经标本和模型。 2. 头颈及上肢肌、血管和神经标本。 3. 胸神经标本。 4. 腹下壁及下肢肌、血管和神经标本。 5. 头部正中矢状切面标本。 6. 眶内结构标本。 7. 三叉神经标本和模型。 8. 面部浅层结构标本。 9. 切除脑的颅底标本。 10. 颈部深层血管神经标本。 11. 迷走神经和膈神经标本。 12. 保留脊神经和内脏大、神经的部分胸腹壁标本。 13. 内脏神经丛标本。

实验内容及方法：

1. 脊神经

1.1 脊神经分布

取脊神经标本结合模型观察。

脊神经共 31 对，即颈神经 8 对、胸神经 12 对、腰神经 5 对、骶神经 5 对、尾神经 1 对。第 1 对颈神经自第 1 颈椎的上方出椎管。第 2～8 对颈神经则分别由第 1～7 颈椎的下方出椎间孔。胸、腰神经均自同名椎骨的下方出椎间孔。第 1～4 对骶神经自相应的骶孔出椎管，第 5 对骶神经与尾神经则自骶管裂孔穿出。

各对脊神经离开椎管后，立即分为前后两支。后支一般较前支细小，分布于项、背、腰、骶部的皮肤和肌；前支较粗大，除第 2～11 胸神经的前支外，其他脊神经的前支，分别交织成丛，由丛发出分支布于相应的区域。

1.2 脊神经丛和胸神经前支

脊神经丛左右对称，计有颈丛、臂丛、腰丛和骶丛。观察各丛时应注意各丛的组成、位置及主要分支的行程和分布。

1.2.1 颈丛

取头颈及上肢肌、血管和神经标本观察：在胸锁乳突肌的深面，寻认颈神经前支，可见颈丛由第 1～4 颈神经前支组成。它发出的皮支自胸锁乳突肌后缘的中点浅出，呈放射状布于枕、耳后、颈侧及颈前部，是颈部浅层结构浸润麻醉的一个阻滞点。

(1) 枕小神经(C_2)：沿胸锁乳突肌后缘上行，分布于枕部及耳郭背面上部的皮肤。

(2) 耳大神经(C_2，C_3)：沿胸锁乳突肌表面向耳垂方向上行，分布于耳郭及附近皮肤。

(3) 颈横神经(C_2，C_3)：也称颈皮神经，发出后横过胸锁乳突肌表面向前行，分布至颈部皮肤。常与面神经之间有交通支。

(4) 锁骨上神经(C_3，C_4)：有 2～4 支，辐射状行向下、外侧，分布于颈侧区、胸壁上部和肩部的皮肤。

(5) 膈神经(C_3～C_5)：经前斜角肌前面降至该肌内侧，在锁骨下动、静脉之间经胸廓上口进入胸腔，此后，有心包膈血管伴行经肺根前方，在纵隔胸膜与心包之间下行，于膈中心腱附近穿入膈肌。

膈神经中的运动纤维支配膈肌，感觉纤维分布于胸膜、心包及膈下面的部分腹膜。

一般认为，右膈神经的感觉纤维尚分布到肝、胆囊和肝外胆道的浆膜。膈神经损伤的主要表现是同侧半膈肌瘫痪，腹式呼吸减弱或消失，严重者可有窒息感。膈神经受刺激时可产生呃逆。

1.2.2 臂丛

观察上述标本。

臂丛是由第 5～8 颈神经前支和第 1 胸神经前支组成，向外侧穿经斜角肌间隙，经锁骨中点的后方入腋窝，分为内、后、外 3 束，从内、后、外三面包绕腋动脉。

臂丛的分支可分为两部分,即在锁骨上方的分支,均为小的分支,分布于颈深肌、背浅肌(斜方肌除外)、部分胸上肢肌及上肢带肌。

锁骨下部分支分别发自 3 个束,多为长支,分布于肩部、胸部、臂部、前臂部及手部的肌肉、骨、关节和皮肤。

● 锁骨上方的分支:

(1) 胸长神经(C_5～C_7):起自神经根,经臂丛后方进入腋窝,沿胸侧壁前锯肌表面伴随胸外侧动脉下行,分布于前锯肌和乳房。

损伤此神经可引起前锯肌瘫痪,肩胛骨脊柱缘翘起出现"翼状肩"体征。

(2) 肩胛背神经(C_4,C_5):起自神经根,穿中斜角肌向后越过肩胛提肌,在肩胛骨与脊柱间伴肩胛背动脉下行,分布于菱形肌和肩胛提肌。

(3) 肩胛上神经(C_5,C_6):起自臂丛的上部,向后经肩胛上切迹进入冈上窝,伴肩胛上动脉一起绕肩胛冈外侧缘转入冈下窝,分布于冈上肌、冈下肌和肩关节。

肩胛上切迹处神经最易受损伤,表现为冈上肌、冈下肌无力、肩关节疼痛等症状。

锁骨下方的分支,多较粗大,布于上肢肌和皮肤。观察锁骨下方的分支时,应注意其不同的起源和特殊的行程,借以区别不同的神经。

(4) 肩胛下神经(C_5～C_7):发自臂丛后束,常分为上下两支,进入肩胛下肌及大圆肌。

(5) 胸内侧神经(C_8,T_1):发自臂丛内侧束,在腋动、静脉之间弯曲向前,在腋动脉前方与胸外侧神经一支联合,自深面进入并支配胸小肌,部分纤维穿出该肌或在其下缘分布于胸大肌。

(6) 胸外侧神经(C_5～C_7):发自臂丛外侧束,跨过腋血管前面,穿过锁胸筋膜行于胸大肌深面分布该肌,同时发支与胸内侧神经分支联合,分布于胸小肌。

(7) 臂内侧皮神经(C_8,T_1):发自臂丛内侧束,于腋静脉内侧下行,继而沿肱动脉内侧下行至臂中分附近浅出,分布于臂内侧、臂前面的皮肤。在腋窝,臂内侧皮神经常与肋间臂神经之间有纤维交通。

(8) 前臂内侧皮神经(C_8,T_1):发自臂丛内侧束,初行于腋动、静脉之间,继而沿肱动脉内侧下行,在臂中分浅出与贵要静脉伴行,然后分前后两支分布于前臂内侧区前、后面的皮肤,最远至腕部。

(9) 胸背神经(C_6～C_8):起自后束,沿肩胛骨外侧缘伴肩胛下血管下行,分布背阔肌。乳癌根治术清除淋巴结时,注意勿伤此神经。

(10) 肌皮神经(C_5～C_7):自臂丛外侧束发出后,向外侧斜穿喙肱肌,经肱二头肌与肱肌间下行,发出的肌支分布于这 3 块肌。而其皮支在肘关节稍上方,经肱二头肌下端外侧穿出深筋膜,称为前臂外侧皮神经,分布于前臂外侧皮肤。

(11) 腋神经(C_5,C_6):发自臂丛后束,与旋肱后血管伴行向后外,穿过腋窝后壁的四边孔,绕肱骨外科颈至三角肌深面,发出的肌支分布于三角肌和小圆肌;而其皮支称为臂外侧上皮神经,自三角肌后缘穿出,分布于肩部、臂外侧区上部的皮肤。

肱骨外科颈骨折、肩关节脱位或被腋杖压迫,都可造成腋神经损伤而导致三角肌瘫痪,臂不能外展,肩部、臂外上部感觉障碍。由于三角肌萎缩,肩部可失去圆隆的外形,形成"方肩"。

(12)正中神经(C$_6$~T$_1$):分别发自臂丛内、外侧束的内、外侧两根,两根夹持腋动脉于其前方或外侧向下呈锐角汇合成正中神经干,沿肱二头肌内侧沟下行,并由外侧向内侧跨过肱动脉,与该血管一起行至肘窝。

继而向下穿旋前圆肌及指浅屈肌腱弓,在前臂正中下行,于指浅、深屈肌间达腕部。在桡侧腕屈肌腱和掌长肌腱之间的深部进入腕管,在掌腱膜深面到达手掌。

正中神经在臂部一般无分支。在肘部及前臂部发出许多肌支及沿前臂骨间膜前面下行的骨间前神经,分布除肱桡肌、尺侧腕屈肌和指深屈肌尺侧半以外的所有前臂前群肌以及附近关节等。

在手的屈肌支持带下缘桡侧由正中神经外侧缘发出一粗短的正中神经掌支(返支),在桡动脉掌浅支的外侧进入鱼际,分布于拇收肌以外的鱼际肌。

在手掌区,正中神经发出数支指掌侧总神经,每一指掌侧总神经卜行至掌骨头附近再分成两支指掌侧固有神经沿手指的相对缘行至指尖。手区正中神经分布第1、2蚓状肌及鱼际肌(拇收肌除外)、掌心、桡侧3个半指掌面及其中节和远节指背面的皮肤。

正中神经的体表投影:可从肱二头肌内侧沟上端肱动脉搏动点开始,向下至肱骨前面内、外上髁间连线的中点稍内侧,继而循前臂正中向下,达腕部桡侧腕屈肌腱和掌长肌腱之间的连线来表示。

(13)尺神经(C$_8$,T$_1$):发自臂丛内侧束,在腋动、静脉之间出腋窝后,沿肱动脉内侧、肱二头肌内侧沟下行至臂中分,穿内侧肌间隔至肱骨内上髁后方的尺神经沟。

继而向下穿过尺侧腕屈肌起端又转至前臂前内侧,在尺侧腕屈肌和指深屈肌间、尺动脉内侧下行,至桡腕关节上方发出手背支,尺神经干在豌豆骨桡侧,经屈肌支持带浅面分浅、深两支,经掌腱膜深面腕管浅面进入手掌。

尺神经在臂部未发分支,在前臂上部分支分布尺侧腕屈肌和指深屈肌尺侧半。在桡腕关节上方,尺神经发出手背支转向手背侧,分布于手背尺侧半和尺侧2个半手指背侧皮肤。

浅支分布于小鱼际、小指和环指尺侧半掌面皮肤。深支分布于小鱼际肌、拇收肌、骨间掌侧肌、骨间背侧肌及第3、4蚓状肌。

尺神经的表面投影:自胸大肌下缘肱动脉始端搏动点开始,向下内侧到肱骨内上髁与鹰嘴之间,继续经前臂尺侧达豌豆骨桡侧的连线为尺神经投影线。肱骨内上髁后方尺神经位置表浅,是常用检查尺神经部位。

(14)桡神经(C$_5$~T$_1$):是臂丛后束发出的最粗大神经。在腋窝内位于腋动脉后方,并伴肱深动脉向下外行。经肱三头肌与肱骨后面的桡神经沟之间,旋向下外行,在肱骨外上髁上方穿过外侧肌间隔至肱桡肌与肱肌之间,在肱骨外上髁前方分为浅、深两终支。

桡神经在臂部发出3个皮支:臂后皮神经,分布于臂后区皮肤;臂外侧下皮神经,分布于臂下外侧部皮肤;前臂后皮神经,分布于前臂后面皮肤。

　　肌支:分布于肱三头肌、肘肌、肱桡肌和桡侧腕长伸肌。

　　关节支分布于肘关节。桡神经浅支,属于皮支,自肱骨外上髁前外侧向下沿桡动脉外侧下行,在前臂中、下 1/3 交界处转向背侧,至手背区,分成 4～5 支指背神经分布于手背桡侧半和桡侧 2 个半手指近节背面的皮肤及关节。

　　桡神经深支,较粗大,主要为肌支,经桡骨颈外侧穿过旋后肌至前臂后面,在前臂浅、深层伸肌之间下行,继之沿前臂骨间膜后面下行达腕关节背面,因此深支也称骨间后神经,沿途发出分支分布于前臂伸肌、桡尺远侧关节、腕关节和掌骨间关节。

　　桡神经表面投影:自腋后襞下缘与臂交点处,斜过肱骨后方,至肱骨外上髁的连线为桡神经干投影。

1.2.3　胸神经前支

　　取胸神经标本观察 12 对胸神经的前支。除第 1 对胸神经前支的大部和第 12 对胸神经前支的小部分,分别参加臂丛和腰丛外,其余均不成丛。

　　第 1～11 对胸神经的前支各自位于相应的肋间隙内,称肋间神经。

　　第 12 对胸神经的前支位于第 12 肋的下方,称肋下神经。肋间神经沿肋沟由后向前走行,且位于肋间血管的下方。

　　第 7～11 肋间神经和肋下神经并斜向前下,行于腹内斜肌和腹外斜肌之间,上述各神经除沿途发出肌支,支配所穿经的肌外,并分别在胸、腹的侧壁及前壁发出皮支,布于各自相应区域的皮肤,即:

　　T_2 对应胸骨角平面;T_4 对应乳头平面;T_6 对应剑胸结合平面;T_8 对应肋弓平面(脐、剑突之间);T_{10} 对应脐平面;T_{12} 则分布于脐与耻骨联合连线中点平面。

1.2.4　腰丛

　　取下腹壁、腰及下肢肌、神经血管标本观察。

　　腰丛是由第 12 胸神经前支的小部分,第 1～3 腰神经前支的全部纤维及第 4 腰神经前支的一部分组成,位于腰大肌的深面。腰丛的分支:

　　1) 髂腹下神经(T_{12},L_1):自腰大肌外侧缘穿出后,经肾后面和腰方肌前面向外下行,经髂嵴上方进入腹横肌与腹内斜肌之间,继续向前行于腹内斜肌与腹外斜肌之间,最后约在腹股沟管浅环上方 3 cm 处穿腹外斜肌腱膜达皮下。沿途发支分布腹壁诸肌,并发出皮支分布于臀外侧区、腹股沟区及下腹部的皮肤。

　　2) 髂腹股沟神经(L_1):比较细小,自髂腹下神经下方出腰大肌外缘,斜行跨过腰方肌和髂肌上部,在髂嵴前端附近穿过腹横肌,在该肌与腹内斜肌之间前行,继而穿经腹股沟管,伴精索或子宫圆韧带下行,自腹股管浅环穿出。其肌支分布于腹壁肌;皮支布于腹股沟部、阴囊或大阴唇皮肤。

　　3) 股外侧皮神经(L_2,L_3):自腰大肌外侧缘穿出后,向前外侧走行,越过髂肌表面达髂前上棘内侧,经腹股沟韧带深面达股部,约在髂前上棘下方 5～6 cm 处穿出深筋膜分布大腿前外侧部的皮肤。

　　4) 股神经(L_2～L_4):是腰丛最大分支,初自腰大肌外缘穿出,继而在腰大肌与髂肌之间下行,在腹股沟韧带中点稍外侧经韧带深面、股动脉外侧进入股三角区,随即分为数支。

(1) 肌支:分布于髂肌、耻骨肌、股四头肌和缝匠肌。

(2) 皮支:有数条前皮支分布于大腿及膝关节前面的皮肤。最长的皮支为隐神经,伴随股动脉入收肌管下行,穿出此管后至膝关节内侧下行,于缝匠肌下段后方浅出至皮下后,伴随大隐静脉沿小腿内侧面下行至足内侧缘,沿途分布于髌下、小腿内侧面及足内侧缘皮肤。

另外,股神经也发支分布于膝关节和股动脉及其分支。其损伤后表现为:屈髋无力,坐位时不能伸膝,行走困难,膝跳反射消失,大腿前面和小腿内侧面皮肤感觉障碍。

5) 闭孔神经($L_2 \sim L_4$): 从腰丛发出后自腰大肌内侧缘穿出,贴盆腔侧壁前行,与闭孔血管伴行穿闭膜管至股部,分前、后两支,分别经短收肌前、后面下行进入大腿区。闭孔神经发肌支支配闭孔外肌,长、短、大收肌和股薄肌,也常发支分布于耻骨肌。皮支分布于大腿内侧面皮肤。闭孔神经也发细支分布于髋、膝关节。

6) 生殖股神经(L_1,L_2): 自腰大肌前面穿出后,在腹股沟韧带上方分成生殖支和股支。生殖支于腹股沟管深环处进入该管,分布于提睾肌和阴囊(或随子宫圆韧带分布于大阴唇)。股支分布于股三角部的皮肤。在腹股沟疝修补术或盲肠后位的阑尾手术时,常易伤及髂腹下神经、髂腹股沟神经和生殖股神经,应注意。

1.2.5 骶丛

观察下腹壁及下肢肌、血管神经标本。

骶丛由第4腰神经前支的一部分和第5腰神经前支组成的腰骶干及所有的骶、尾神经的前支组成,位于盆腔内,骶骨和梨状肌的前面,髂血管后方,左侧骶丛前方有乙状结肠,右侧者前方有回肠襻。

骶丛的损伤较多见,常由于盆腔器官如子宫、直肠的恶性肿瘤浸润或扩散造成,可出现疼痛及多个神经根明显受累及的现象。

骶丛发出分支分布盆壁、臀部、会阴、股后部、小腿和足部的肌肉及皮肤。骶丛直接发出短支分布于梨状肌、闭孔内肌、股方肌等,其他分支如下:

1) 臀上神经(L_4,L_5,S_1): 由骶丛发出,伴臀上血管经梨状肌上孔出盆腔,行于臀中、小肌之间,分上、下两支,分布于臀中、小肌和阔筋膜张肌。

2) 臀下神经(L_5,S_1,S_2): 伴臀下血管经梨状肌下孔出盆腔,行于臀大肌深面,分布于臀大肌。

3) 股后皮神经($S_1 \sim S_3$): 发出后穿梨状肌下孔出盆腔,在臀大肌深面行至其下缘浅出下行,自本干沿途发出的分支分布于臀区、股后区和腘窝处的皮肤。

4) 阴部神经($S_2 \sim S_4$): 发出后伴阴部内血管出梨状肌下孔,绕过坐骨棘经坐骨小孔进入坐骨肛门窝,贴于此窝外侧壁表面前行分布于会阴部、外生殖器、肛门的肌肉和皮肤。

5) 坐骨神经(L_4,L_5,$S_1 \sim S_3$): 坐骨神经是全身最粗大、最长的神经,起始段最宽可达2 cm,经梨状肌下孔出盆腔后,位于臀大肌深面,在坐骨结节与大转子之间下行至股后区。继而在股二头肌长头深面下行,一般在腘窝上方分为胫神经和腓总神经两大终支。坐骨神经干在股后区发出肌支分布于股二头肌、半腱肌和半膜肌,同时发出分支分布于髋关节。

坐骨神经干的表面投影:自坐骨结节和大转子之间连线的中点,向下至股骨内、外侧髁之间中点连线,此线上 2/3 段,为其投影。坐骨神经痛时,常在此连线上出现压痛。

(1) 胫神经(L_4,L_5,S_1~S_3):为坐骨神经本干的直接延续,于股后区下部沿中线下行入腘窝,与其深面的腘血管伴随下行,继而在小腿后区,比目鱼肌深面伴胫后血管下行,经内踝后方屈肌支持带深面的踝管处分成两终支即足底内侧神经和足底外侧神经进入足底区。胫神经分布范围包括小腿后群和足底肌,小腿后面和足底的皮肤。

胫神经在腘窝及小腿后区发出分支:分布于小腿后群诸肌,小腿后面皮肤和膝关节、踝关节。胫神经的终支足底内侧神经分布于足底内侧群肌,足底内侧半及内侧 3 个半趾跖面皮肤;足底外侧神经分支分布于足底中间群和外侧群肌,以及足底外侧半和外侧 1 个半趾跖侧的皮肤。可自股骨内、外侧髁之间中点向下至内踝后方连线画出胫神经的体表投影。

(2) 腓总神经(L_4,L_5,S_1,S_2):腓总神经由坐骨神经分出后,沿腘窝上外侧界的股二头肌腱内侧向外下走行,继而绕过腓骨颈向前,穿过腓骨长肌,分为腓浅神经和腓深神经。腓总神经分布范围包括小腿前、外侧群肌、足背肌和小腿外侧、足背、趾背的皮肤,膝关节前外侧部及胫腓关节。

腓浅神经分出后,在腓骨长、短肌与趾长伸肌之间下行,沿途发支分布于腓骨长、短肌,在小腿中下 1/3 交界处浅出成为皮支,分布于小腿外侧、足背和第 2~5 趾背的皮肤。

腓深神经分出后斜向前下行,伴随胫前血管下行于小腿前群肌之间,经踝关节前方达足背。分布于小腿前群肌、足背肌和第 1、2 趾相对缘的皮肤。

腓总神经绕行腓骨颈处位置表浅,易受损伤。受损伤后,足不能背屈,趾不能伸,足下垂且内翻,呈"马蹄"内翻足畸形。行走时呈"跨阈步态"。小腿前外侧及足背感觉障碍明显。

2. 脑神经

脑神经共 12 对,它们各自连脑的部位已分别在脑干、间脑和端脑中观察过,现在主要观察各对脑神经出颅的部位、行程和分布。

2.1 各对脑神经出颅腔所穿经的孔裂

取切除脑(保留脑神经根)的颅底标本,由前向后依次观察:嗅神经穿筛板;视神经穿视神经管入眶;动眼神经、滑车神经、三叉神经的眼神经和上颌神经、展神经穿过海绵窦后,除上颌神经经眼下裂入眶外,其余各神经均经眶上裂入眶;三叉神经的下颌神经经卵圆孔出颅;面神经和前庭蜗神经入内耳门;舌咽、迷走和副神经穿颈静脉出颅;舌下神经穿同名管入颈。

2.2 各对脑神经的分支和分布

2.2.1 嗅神经

取头部正中矢状切面标本,在近筛板处,从骨面剥离上鼻甲(或鼻中隔上部)的黏膜.在黏膜剥离面寻认嗅神经,向上追踪可见其穿过筛板。

由上鼻甲以上和鼻中隔上部黏膜内的嗅细胞中枢突聚集而成,包括 20 多条嗅丝,嗅神经穿过筛孔入颅前窝,连于嗅球传导嗅觉。

颅前窝骨折累及筛板时,可撕脱嗅丝和脑膜,造成嗅觉障碍,同时脑脊液也可流入鼻腔。鼻炎时,炎症延至鼻上部黏膜,也可造成一时性嗅觉迟钝。

2.2.2 视神经

视网膜节细胞的轴突,在视神经盘处聚集,穿过巩膜筛板后形成视神经。视神经在眶内长 2.5～3 cm,行向后内,穿经视神经管入颅中窝,颅内段长约 1～1.2 cm,向后内走行至垂体前方连于视交叉,再经视束连于间脑。

2.2.3 动眼神经

为运动性神经,含有一般躯体运动和一般内脏运动两种纤维。

一般躯体运动纤维起于中脑上丘平面的动眼神经核;一般内脏运动纤维起于中脑的动眼神经副核(E－W核)。两种纤维合并成动眼神经后,自中脑腹侧脚间窝出脑,紧贴小脑幕切迹缘和蝶鞍后床突侧面前行,穿行于海绵窦外侧壁上部,再经眶上裂入眶,分成上下两支。上支较细小,分布于上睑提肌和上直肌;下支粗大,分布于下直肌、内直肌和下斜肌。

动眼神经中的内脏运动纤维(副交感)由下斜肌支单独以小支分出,称睫状神经节短根。进入睫状神经节交换神经元,节后纤维进入眼球,分布于睫状肌和瞳孔括约肌,参与调节反射和瞳孔对光反射。

2.2.4 滑车神经

为运动性脑神经,起于中脑下丘平面对侧的滑车神经核,自中脑背侧下丘下方出脑,是脑神经中最细者,自脑发出后,绕过大脑脚外侧前行,也穿经海绵窦外侧壁向前,经眶上裂入眶,越过上直肌和上睑提肌向前内侧行,进入并支配上斜肌。

2.2.5 三叉神经

取暴露三叉神经的浅、深结构标本结合模型进行观察。首先在颞骨岩部尖端的前面寻认三叉神经节及其3个分支。

1) 眼神经:经眶上裂入眶、沿眶上壁向前走行,分为数支。其中经眶上孔(或切迹)至额部皮肤的分支,称眶上神经。眼神经沿途发分支布于泪腺、眼球及结膜等。

2) 上颌神经:经卵圆孔出颅,穿眶下裂入眶,改名为眶下神经,沿眶下壁向前走行,穿眶下孔至面部,布于睑裂与口裂之间的皮肤。上颌神经沿途发出分支,分别布于上颌窦、口腔顶的黏膜,以及上颌诸牙、牙龈和腭扁桃体等处。

3) 下颌神经:经卵圆孔出颅,入颞下窝,在窝内分为数支。其中下牙槽神经经下颌孔入下颌管,在管内发出分支,布于下颌诸牙,牙周膜及牙槽骨。

4) 展神经:属躯体运动神经,起于脑桥的展神经核,纤维向腹侧自延髓脑、桥沟中线两侧出脑,前行至颞骨岩部尖端,穿入海绵窦,在窦内沿颈内动脉外下方前行,经眶上裂入眶,分布于外直肌。展神经损伤可引起外直肌瘫痪,产生内斜视。

5) 面神经:取面部浅层结构标本,观察面神经在颅外各分支的走向和分布。面神经出茎乳孔后即发出数小支,支配枕额肌枕腹、耳周围肌、二腹肌后腹和茎突舌骨肌。面神经主干前行进入腮腺实质,在腺内分支组成腮腺内丛,由丛发分支至腮腺边缘,呈辐射状穿出,分布于面部诸表情肌。

具体分支如下：①颞支常为 3 支，支配枕额肌额腹和眼轮匝肌等；②颧支 3～4 支，支配眼轮匝肌及颧肌；③颊支 3～4 支，在腮腺导管上、下方走行，分布至颊肌、口轮匝肌及其他口周围肌；④下颌缘支沿下颌缘向前，分布于下唇诸肌；⑤颈支在下颌角附近下行于颈阔肌深面，支配该肌。

面神经的行程复杂，损伤可发生在脑桥小脑三角处、鼓室附近的面神经管及腮腺区等处。

在面神经管内和管外，面神经损伤的表现不同：

面神经管外损伤主要表现为损伤侧表情肌瘫痪，如笑时口角偏向健侧、不能鼓腮；说话时唾液从口角流出；伤侧额纹消失、鼻唇沟变平坦；眼轮匝肌瘫痪使闭眼困难、角膜反射消失等症状。

面神经管内损伤同时伤及面神经管段的分支，因此除上述面肌瘫痪症状外，还出现听觉过敏、舌前 2/3 味觉障碍、泪腺和唾液腺的分泌障碍等症状。

6) 前庭蜗神经：取切除脑的颅底标本，观察该神经穿入内耳门的概况。然后利用挂图、幻灯片和内耳模型，观察和理解前庭神经和蜗神经的行程和分布。

(1) 前庭神经前庭神经传导平衡觉：其双极感觉神经元胞体在内耳道底聚集成前庭神经节，其周围突穿内耳道底分布于内耳球囊斑、椭圆囊斑和壶腹嵴中的毛细胞，中枢突组成前庭神经，经内耳门入颅，在脑桥小脑三角处，经延髓脑桥沟外侧部入脑，终于前庭神经核群和小脑等部。

(2) 蜗神经蜗神经传导听觉：其双极感觉神经元胞体在耳蜗的蜗轴内聚集成蜗神经节（螺旋神经节），其周围突分布于内耳螺旋器上的毛细胞，中枢突集成蜗神经，经内耳门入颅，于脑桥小脑三角处，经延髓脑桥沟外侧部入脑，终于附近的蜗腹侧、背侧核。

7) 舌咽神经：取颈部深层血管神经标本，在甲状软骨上角的内侧，寻认穿入咽后壁的舌咽神经，并在颈内、外动脉之间寻认其分支：颈动脉窦支，追踪观察其行程。舌咽神经的其他分支均较细小，不易辨认。

舌咽神经的根丝，在橄榄后沟上部连于延髓，与迷走神经、副神经同穿颈静脉孔前部出颅，在孔内神经干上有膨大的上神经节，出孔时又形成稍大的下神经节。舌咽神经出颅后先在颈内动、静脉间下降，继而弓形向前，经舌骨舌肌内侧达舌根。

其主要分支如下：

(1) 颈动脉窦支：为 1～2 支，在颈静脉孔下方发出，分布于颈动脉窦和颈动脉小球，将动脉压力变化和血液中二氧化碳浓度变化的刺激传入中枢，反射性的调节血压和呼吸。

(2) 舌支：为舌咽神经终支，经舌骨舌肌深面分布于舌后 1/3 黏膜和味蕾，传导一般内脏感觉和味觉。

(3) 咽支：为 3～4 条细支，分布于咽壁，与迷走神经和交感神经交织成丛，由丛发出分支分布于咽肌及咽黏膜，接受咽黏膜的感觉传入，与咽反射直接有关。

(4) 鼓室神经：发自舌咽神经下神经节，经颅底外面鼓室小管下口入鼓室，参与鼓室丛，发小支分布于鼓室、乳突小房和咽鼓管黏膜。其终支为岩小神经，含来自下泌涎核的副交感纤维,出鼓室经卵圆孔达耳神经节换元,其节后纤维随三叉神经的分支耳颞神经,分布于腮腺,支配其分泌。

一侧舌咽神经损伤表现为同侧舌后1/3味觉消失,舌根及咽峡区痛觉消失(因还有其他感觉所以咽反射和吞咽反射障碍多不出现),同侧咽肌无力。

8) 迷走神经:取迷走神经标本观察其行程、分支和分布。

行程:颈段行于颈总动脉和颈内静脉之间的后方。胸段越过肺根的后方,在食管的表面左、右迷走神经交织成食管丛;腹段重新组成前、后两干。前干布于胃前壁并参加肝丛;后干布于胃后壁,并发出分支参加腹腔丛。

分支:自上而下分别观察。

(1) 喉上神经:自迷走神经的颈段发出,沿颈内动脉的内侧下降,分为内、外两支。内支穿甲状舌骨膜入喉;外支支配环甲肌。

(2) 心支:自喉上神经起点的稍下方发自迷走神经,为2～3小支,沿颈总动脉下降,入胸腔后参加心丛。

(3) 喉返神经:左喉返神经起点低,自前方勾绕主动脉弓,然后返行向上,行于左侧长管和气管之间的沟内;右喉返神经起点高,自前方勾绕右锁骨下动脉,返行向上,行于右侧食管和气管之间的沟内。

左右喉返神经均分为数支,穿入喉内,布于喉内肌和声门裂以下的喉黏膜。

9) 副神经:在胸锁乳突肌和斜方肌的深面,寻认支配该二肌的副神经。

10) 舌下神经:在舌骨的上方(舌神经的下方),寻认弓状向前走行的该神经,并观察其行程和分布。

3. 内脏神经

内脏神经可分为内脏运动神经和内脏感觉神经两种。

内脏运动神经按其功能和分布又可分为交感神经和副交感神经。交感神经和副交感神经各有中枢部和周围部。中枢部已在中枢神经系观察,本实验只观察其周围部。

3.1 交感神经的周围部

观察内脏神经标本。

3.1.1 交感干成对

位于脊柱的两侧,呈串珠状,上起自颅底,下端在尾骨的前面两干合并,终于一个单节,称奇神经节。每条交感干各有22～24个神经节,各节借节间支相连。交感干的神经节均借交通支与脊神经相连。

3.1.2 交感干的分部及其分支

按其所在的部位可分为颈部、胸部、腰部和盆部。

1) 颈部:有颈上、中、下3对神经节。颈中节小,且常常缺如;颈下节常与第1胸节合并形成颈胸神经节。寻认各神经与脊神经相连的交通支及发出的心支。

2) 胸部:有10～12对神经节。寻认以下分支:

(1) 交通支:胸部各节均有交通支与脊神经相连。

（2）内脏大神经：由第 6～9 胸交感神经节穿出的节前纤维，向外下合并而成。此神经向下穿过膈，终于腹腔神经节。

（3）内脏小神经：由第 10～12 胸交感神经节穿出的节前纤维，斜向下外合并而成。此神经向下穿过膈，终于主动脉肾神经节。

3）腰部：有 4～5 对神经节。其主要分支有与 4 对腰神经相连的交通支及由腰交感神经节穿出的节前纤维，后者终于腹主动脉周围散在的交感神经节。

4）盆部：有 2～3 对骶神经节和一个奇神经节。上述各节除有交通支与脊神经相连外，并发出小支参加盆丛。

3.2 副交感神经

分为颅部和骶部。颅部副交感神经的节前纤维，分别随第 Ⅲ、Ⅳ、Ⅸ 和 Ⅹ 对脑神经走行。骶部副交感神经的节前纤维随骶神经前支出骶前孔组成盆内神经，参加腹下丛。

3.3 内脏神经丛

内脏神经丛是由交感神经、副交感神经及内脏感觉神经交织而成。取内脏神经丛标本观察以下神经丛。

（1）心丛：位于主动脉弓的下方及主动脉弓和气管杈之间，由来自颈和胸 1～5 对交感神经节发出的心支和迷走神经的心支构成。丛内有散在的副交感神经节。

（2）肺丛：位于肺根的前、后方，由迷走神经和分支和胸 2～5 对交感神经节的分支组成。肺丛的分支随肺的血管入肺。

（3）腹腔丛：位于腹主动脉的前方、腹腔干和肠系膜上动脉根部的周围。丛内有一对形状不规则的腹腔神经节，它接受内脏大神经的节前纤维。

腹腔神经节的下部特别突出，称主动脉肾神经节，接受内脏小神经的节前纤维。腹腔丛的副交感纤维，来自迷走神经后干的腹腔支。

腹腔丛呈放射状分出多个分丛，分支布于腹腔的实质性器官和结肠左曲以上的肠管。

（4）腹主动脉丛：在主动脉腹部的前方，与腹腔丛相续，向下与腹下丛相连，其主要分支布于结肠左曲以下的肠管，另有纤维随同髂血管，构成同名丛。

（5）腹下丛：自第 5 腰椎的前面向下，一直延续至直肠的两侧。由来自下两个腰交感神经节和骶部交感神经节的分支，以及盆内神经交织而成。此丛随髂内动脉的分支构成直肠丛、膀胱丛、前列腺丛、子宫阴道丛等，分布于盆腔器官。

回顾与思考	1. 周围神经系统各部与中枢神经系统的关系。 2. 脊神经的组成和纤维成分。脊神经后支的分布概况，前支的分布特点。 3. 在标本上辨认颈丛及其皮支的浅出的部位，思考作颈部表浅手术应在何处作颈丛阻滞麻醉。

	4. 在标本上指出臂丛比较集中的部位。正中神经、尺神经、腋神经和桡神经,并结合上述各神经的分支,思考损伤后可能出现的症状和体征。
	5. 结合标本说明肋间神经、血管的行程,思考胸腔穿刺应在什么部位进行才能避免损伤这些神经血管。
	6. 在标本上辨认腰丛各重要分支,思考股神经损伤后的临床表现。
	7. 在标本上辨认阴部神经,思考作阴茎包皮环切手术时,应在何处进行阻滞麻醉。
	8. 在标本上指出坐骨神经及腓总神经(包括腓浅神经、腓深神经)和胫神经,思考腓总神经损伤后的临床表现。
	9. 结合标本说各眼外肌的神经支配。
	10. 在标本上指认三叉神经节、眼神经、上颌神经和下颌神经,并说明其分支和分布。
	11. 在颈部深层血管标本上指认迷走神经,并说明其行程。
	12. 在迷走神经标本上,指认喉返神经,并说明其分布情况。
	13. 思考当一侧舌下神经损伤时,伸舌时舌尖偏向何侧?
	14. 在标本上辨认面神经的颅外各支,思考一侧面神经颅外支损伤时可能出现的症状和体征。
	15. 列表说明各对脑神经的性质、纤维成分和它们的功能。
	16. 内脏运动神经的含义,其功能和分布可分为几种。列表说明内脏运动神经和躯体运神经,交感神经和副交感神神经的区别。
	17. 在标本上指出交感干的各部,并说明各部交感神经节节前纤维的来源,及其各自的分支和分布概况。
作业	周围神经系统实验报告

二十四、中枢神经系统实验

实验项目	中枢神经系统实验
实验目的	1. 掌握：脊髓、小脑、间脑、端脑的位置、外形和分部；脑干的位置、分部及主要外部形态结构。 2. 熟悉：脊髓灰质的形态结构，白质的重要传导束；脑干网状结构概念和脑干的功能；大脑重要皮质中枢的位置。 3. 了解：脊髓节段与椎骨的关系、脊髓的功能；下丘脑的功能；大脑皮质的结构和分区。
实验要点	1. 脊髓的位置和外形。脊神经根与脊髓的连接概况；脊髓节段与椎骨的对应关系。 2. 脊髓灰、白质的配布，脊髓白质各索中主要传导束的位置，脊髓网状结构的位置。 3. 脑的分部及各部的位置。 4. 脑干的组成和外形，第 3~12 对脑神经的连脑部位。 5. 与第 3~12 对脑神经有关的核团在脑干内的位置。 6. 脑干内白质的组成和走行部位，内侧丘系交叉，内侧丘系的组成，锥体束的走行和锥体交叉的形成。 7. 小脑的位置、外形及内部结构。 8. 第四脑室的位置、沟通关系及第四脑室正中孔和第四脑室外侧孔的位置。 9. 间脑的位置和分部。丘脑的位置和形态。内、外侧膝状体的位置。 10. 下丘脑的位置和组成。 11. 第三脑室的位置和沟通关系。 12. 大脑半球各面的主要沟、回及分叶。 13. 嗅球和嗅束的位置。 14. 基底神经核的形态和位置。 15. 胼胝体的位置和形态。内囊的位置。
实验材料	1. 离体脊髓标本。 2. 切除椎管后壁的脊髓标本。 3. 脊髓颈段切面标本。 4. 脊髓横切面模型。 5. 脑正中矢状切面标本。

6. 脑干和间脑标本。

7. 脑神经核模型或电动脑干模型。

8. 整脑标本。

9. 小脑水平切面染色标本。

10. 大脑水平切面标本。

11. 冻脑剥离标本。

12. 基底神经核模型。

13. 脑室标本或模型。

实验内容及方法：

1. 脊髓

1.1 脊髓的外形

取离体脊髓标本进行观察。

脊髓位于椎管内,上端平枕骨大孔处与延髓相连,下端在成人平第 1 腰椎体下缘(新生儿可达第 3 腰椎下缘平面),呈前后稍扁的圆柱形,全长粗细不等。

有两个梭形的膨大,即颈膨大(自第 4 颈节至第 1 胸节)和腰骶膨大(自第 2 腰节至第 3 骶节)。

脊髓末端变细,称为脊髓圆锥,自此处向下延为细长的无神经组织的终丝,向上与软脊膜相连,向下在第 2 骶椎水平以下由硬脊膜包裹,止于尾骨的背面。

脊位的表面有 6 条平行排列的纵沟:

(1) 前正中裂:位于脊盆前面的正中,较深,且其中常有一血管。此点也是识别脊髓前、后面的标志之一。

(2) 后正中沟:位于脊髓后面的正中,较前正中裂浅。

(3) 前外侧沟:位于前正中裂的两侧,左右各一,内有脊神经前根的根丝穿过。

(4) 后外侧沟:位于后正中沟的两侧,左右各一,内有脊神经后根的根丝穿过,且较前根的根丝粗,排列也较密集。

1.2 脊髓的位置、分节及脊髓节段与椎骨的对应关系

取切除椎管后壁的脊髓标本,用镊子向两侧拉开脊髓表面的被膜观察。

脊髓上端在枕骨大孔处与脑相连,下端终于第一腰椎的下缘。

各对脊神经的前、后根,在椎间孔处合成一条脊神经。汇合前后根上有一膨大,即脊神经节。

每对脊神经的根丝所连结的一段脊髓,称一个脊髓节段,故脊髓分为 31 个节段。

自上而下观察各对脊神经根的走向,上部脊神经根多呈水平位进入相应的椎间孔。中、下部脊神经根则向下倾斜,进入相应的椎间孔,且倾斜度自上而下逐渐增大。因此,腰、骶和尾神经根,则在椎管内近似垂直下降,围绕终丝集聚成马尾。

脊髓的长度短于椎管,因此脊髓节段并不与同序数的椎骨相对。分别找出第 3 颈神经根、第 6 胸神经根和第 9 胸神经根,追踪找出相应的脊髓节段,并观察上述各脊髓节段与椎骨的对应关系。

验证下列椎算方法:

上颈髓($C_1 \sim C_4$)节段序数＝椎骨序数

下颈髓至上胸髓($C_5 \sim T_4$)的节段序数－1＝椎骨序数

中胸髓($T_5 \sim T_8$)的节段序数－2＝椎骨序数

下胸髓($T_9 \sim T_{12}$)的节段序数－3＝椎骨序数

全部腰髓($T_1 \sim T_5$)在第 10~12 胸椎的高度

骶、尾髓($S_1 \sim S_5$、C_0)则在第 1 腰椎的高度

1.3 脊髓的内部结构

取颈髓的横切面标本置于放大镜下观察:

1.3.1 脊髓

观察脊髓表面的 6 条沟、裂。

1.3.2 灰质

位居脊髓的中央,呈蝶形,中央有一小孔,即中央管的断面。

每侧的灰质,前部扩大为前角或前柱;后部狭细为后角或后柱,它由后向前又可分为头、颈和基底 3 部分;在胸髓和上部腰髓($L_1 \sim L_3$),前后角之间有向外伸出的侧角或侧柱;前后角之间的区域为中间带;中央管前后的灰质分别称为灰质前连合和灰质后连合,连接两侧的灰质。因灰质前、后连合位于中央管周围,又称中央灰质。

1.3.3 白质

借脊髓的纵沟分为 3 个索,前正中裂与前外侧沟之间为前索;前后外侧沟之间为外侧索;后外侧沟与后正中沟之间为后索。

在灰质前连合的前方有纤维横越,称白质前连合。在后角基部外侧与白质之间,灰、白质混合交织,称网状结构,网眼内有散在的神经细胞体,在颈部比较明显。

取脊髓横断面模型,辨认皮质脊髓侧束、皮质脊髓前束、脊髓丘脑束、薄束、楔束以及红核脊髓束、网状脊髓束和前庭脊髓束的位置。

1) 上行传导束(又称感觉传导束)

包括:薄束与楔束,脊髓小脑束和脊髓丘脑束。

(1) 薄束与楔束:这两个束是脊神经后根内侧部的粗纤维在同侧后索的直接延续。

薄束成自同侧第 5 胸节以下的脊神经节细胞的中枢突;楔束成自同侧第 4 胸节以上的脊神经节细胞的中枢突。

这些脊神经节细胞的周围突分别至肌、腱、关节和皮肤的感受器,中枢突经后根内侧部进入脊髓形成薄、楔束,在脊髓后索上行,止于延髓的薄束核和楔束核。

薄束在第 5 胸节以下占据后索的全部,在胸 4 以上只占据后索的内侧部;楔束位于后索的外侧部。

由于薄、楔束的纤维是自骶、腰、胸、颈由下而上按顺序进入的,因此在后索中来自各节段的纤维有明确的定位。

薄、楔束分别传导来自同侧下半身和上半身的肌、腱、关节及皮肤的本体感觉(肌、腱、关节的位置觉、运动觉和震动觉)和精细触觉(如通过触摸辨别物体纹理粗细和两点距离)信息。当脊髓后索病变时,本体感觉和精细触觉的信息不能向上传入大脑皮质,在病人闭目时,不能确定自己肢体所处的位置,站立时身体摇晃倾斜。

(2)脊髓小脑后束:位于外侧索周边的后部,主要起自同侧板层Ⅶ的背核,但也有来自对侧背核经白质前连合交叉过来的少许纤维,上行经小脑下脚终于小脑皮质。由于背核位于胸髓和上腰髓,所以此束仅见于 L_2 以上脊髓节段。

(3)脊髓小脑前束:位于脊髓小脑后束的前方,主要起自腰骶膨大节段板层Ⅴ-Ⅶ层的外侧部,即相当于后角基底部和中间带的外侧部,大部分交叉至对侧上行,小部分在同侧上行,经小脑上脚进入小脑皮质。

此二束传递下肢和躯干下部的非意识性本体感觉和外感觉信息至小脑。后束传递的信息可能与肢体个别肌的精细运动和姿势的协调有关,前束所传递的信息则与整个肢体的运动和姿势有关。

(4)脊髓丘脑束:可分为脊髓丘脑侧束和脊髓丘脑前束。

脊髓丘脑侧束位于外侧索的前半部,并与其邻近的纤维束有重叠,传递由后根细纤维传入的痛、温觉信息。

脊髓丘脑前束位于前索,前根纤维的内侧,传递由后根粗纤维传入的粗触觉、压觉信息,有人认为痒觉也通过此束传导。

脊髓丘脑束主要起自脊髓灰质Ⅰ和Ⅳ~Ⅶ层,纤维经白质前连合越边后在同节或上1~2节的外侧索和前索上行(但脊髓丘脑前束含有少部分不交叉的纤维),当上行至脑干下部时,脊髓丘脑前束加入内侧丘系,而脊髓丘脑侧束纤维自成脊髓丘系继续上行,二者均止于背侧丘脑。

脊髓丘脑束的纤维在脊髓有明确定位,即来自骶、腰、胸、颈节的纤维,由外向内依次排列。一侧脊髓丘脑束损伤时,损伤平面对侧1~2节以下的区域出现痛、温觉的减退或消失。由于后索传递精细触觉的存在,故脊髓丘脑束损伤后,对触觉影响不大。

2)下行传导束

又称运动传导束,起自脑的不同部位,直接或间接地止于脊髓前角或侧角。管理骨骼肌的下行纤维束分为锥体系和锥体外系,前者包括皮质脊髓束和皮质核(延髓)束,后者包括红核脊髓束、前庭脊髓束等。

(1)皮质脊髓束:起源于大脑皮质中央前回和其他一些皮质区域,下行至延髓锥体交叉,其中大部分(75%~90%)纤维交叉至对侧,称为皮质脊髓侧束;少量未交叉的纤维在同侧下行称为皮质脊髓前束;另有少量不交叉的纤维沿同侧外侧索下行,称为Barne前外侧束。

①皮质脊髓侧束:在脊髓外侧索后部下行,直达骶髓(约 S_4),逐渐终于同侧灰质板层Ⅳ~Ⅸ,来自额叶的纤维可以直接与外侧群的前角运动神经元(主要是支配肢体远端小肌肉的运动神经元)相突触。此束内纤维排列由内向外,依次为到颈、胸、腰、骶的纤维。

② 皮质脊髓前束:在前索最内侧下行,大多数纤维经白质前连合交叉终于对侧前角细胞,部分纤维始终不交叉而终止于同侧前角细胞。此束仅存在于脊髓中胸部以上。

③ Barne 前外侧束:由不交叉的纤维组成,沿侧束的前外侧部下降,大部分纤维终于颈髓前角,小部分纤维可达腰、骶髓前角。

从上述 3 种纤维的行径和终止情况来看,脊髓前角运动神经元主要接受来自对侧大脑半球的纤维,但也接受来自同侧的少量纤维。支配上、下肢的前角运动神经元只接受对侧半球来的纤维,而支配躯干肌的运动神经元接受双侧皮质脊髓束的支配。当脊髓一侧的皮质脊髓束损伤后,出现同侧损伤平面以下的肢体骨骼肌痉挛性瘫痪(肌张力增高、腱反射亢进等,也称硬瘫),而躯干肌不瘫痪。

(2) 红核脊髓束:起自中脑红核,纤维交叉至对侧,在脊髓外侧索内下行,至板层 Ⅴ~Ⅶ,仅投射至上 3 个颈髓段。此束对支配屈肌的运动神经元有较强兴奋作用,它与皮质脊髓束一起对肢体远端肌肉运动发挥重要影响。

(3) 前庭脊髓束:起于前庭神经外侧核,在同侧前索外侧部下行,止于灰质板层 Ⅷ 和部分板层 Ⅶ。主要兴奋躯干和肢体的伸肌,在调节身体平衡中起作用。

(4) 网状脊髓束:起自脑桥和延髓的网状结构,大部分在同侧下行,行于白质前索和外侧索前内侧部,止于板层 Ⅶ、Ⅷ。主要参与对躯干和肢体近端肌运动的控制。

(5) 顶盖脊髓束:起自中脑上丘,向腹侧行,于中脑水管周围灰质腹侧经被盖背侧交叉越边,在前索内下行,终止于上段颈髓板层 Ⅵ、Ⅷ。兴奋对侧颈肌,抑制同侧颈肌活动。

(6) 内侧纵束:位于前索,一些纤维起自中脑中介核、后连合核和 Darkschewitsch 核以及网状结构,大部分来自前庭神经核。此束的纤维主要来自同侧,部分来自对侧,终于灰质板层 Ⅶ、Ⅷ,经中继后再达前角运动神经元。其作用主要是协调眼球的运动和头、颈部的运动。

2. 脑

取脑的正中矢状切面标本或模型观察,脑可分为脑干、间脑、小脑和端脑。端脑自外侧和上方掩盖间脑,因此在整脑标本上,间脑不易观察。小脑位于脑干的后方。

2.1 脑干

自下而上分为延髓、脑桥和中脑 3 部分,并连有第 3~12 对脑神经,在观察中应注意各对脑神经的连脑部位。

取脑干标本和模型按下述顺序观察:

2.1.1 脑干腹侧面

脑干的腹侧面有多处凹陷和膨隆。各部膨隆的深面有纵行的锥体束纤维或神经核,凹陷处则有不同的脑神经穿出。

(1) 延髓:形似倒置的圆锥体,下端平枕骨大孔处与脊髓相接,上端借横行的延髓脑桥沟与脑桥相隔开。延髓下部与脊髓外形相似,脊髓表面的各条纵行沟、裂向上延续到达延髓。其腹侧面正中为前正中裂,其两侧的纵行隆起称锥体,由大脑皮质发出的锥体束(主要为皮质脊髓束)纤维构成。在锥体的下端,大部分皮质脊髓束纤维左右交叉,形成发辫状的锥体交叉,将前正中裂部分截断。延髓上部,锥体外侧的卵圆形隆起称橄榄,其深面藏有下橄榄核。每侧橄榄和锥体之间的纵沟称前外侧沟,舌下神经(Ⅻ)根丝由此穿出。在橄榄的背外侧,自上而下依次有舌咽神经(Ⅸ)、迷走神经(Ⅹ)和副神经(Ⅺ)根丝穿出。

(2)脑桥:腹侧面中部宽阔隆起,称脑桥基底部,其正中线上的纵行浅沟称基底沟,容纳基底动脉。基底部向两侧逐渐缩细的部分,称小脑中脚(又称脑桥臂)。基底部与小脑中脚交界处有:三叉神经(Ⅴ)根相连。

脑桥腹侧下缘与延髓之间为深而明显的、横行的延髓脑桥沟,沟内自中线向外依次由展神经(Ⅵ)、面神经(Ⅶ)和前庭蜗神经(Ⅷ)根穿出。沟的外侧端,恰是延髓、脑桥和小脑的夹角处,临床上称为脑桥小脑三角,此部位的肿瘤常可侵及面神经和前庭蜗神经而出现相应的症状。

(3)中脑:上界为间脑的视束,下界为脑桥上缘。两侧粗大的纵行柱状隆起为大脑脚,其浅部主要由大量自大脑皮质发出的下行纤维组成。两侧大脑脚之间的凹陷称脚间窝,动眼神经(Ⅲ)由此穿出。脚间窝的窝底由于有许多血管穿入的小孔,故称为后穿质。

2.2.2 脑干背侧面

脑干的背侧面与小脑相连。在其中分(延髓上半部和脑桥),由于中央管的敞开而形成一菱形浅窝,即菱形窝,与小脑之间围成第四脑室。菱形窝下半部属于延髓,上半部属于脑桥,二者以横行的髓纹为界。

(1)延髓背面:延髓背面的上部构成菱形窝的下半;下部形似脊髓,正中线的纵形浅沟为脊髓后正中沟的延伸。

脊髓后索内的薄束、楔束向上延伸至延髓下部时,分别扩展为膨隆的薄束结节(位于延髓后正中沟的两侧)和楔束结节(前者的外上方),二者深面分别含有薄束核及楔束核,它们是薄束或楔束的终止核。楔束结节外上方的隆起为小脑下脚(又称绳状体),由与小脑相连的白质纤维构成。

(2)脑桥背面:脑桥背面的中部为菱形窝上半部(见菱形窝),其两侧为小脑上脚(又称结合臂)和小脑中脚,连于小脑。

(3)中脑背面:中脑背面有上、下两对圆形的隆起,上方者称上丘,下方者称下丘。
二者的深面分别有上丘核和下丘核。通常将上下丘合称为四叠体。在上下丘的外侧,各有一横行的隆起称上丘臂和下丘臂,分别与间脑的外侧膝状体和内侧膝状体相连。

(4)菱形窝:位于延髓上部及脑桥的背面,由延髓和脑桥内的中央管后壁开放形成。由于和小脑共同围成第四脑室,故又称第四脑室底。

菱形窝的外上界为两侧的小脑上脚,外下界自内下向外上依次为薄束结节、楔束结节和小脑下脚。窝的外侧角与其背侧的小脑之间为第四脑室的外侧隐窝,此隐窝逐渐向外延伸并转向腹侧。由外侧隐窝横行向内至中线可见不甚明显的浅表纤维束，称髓纹，可作为脑桥和延髓在菱形窝表面的分界线。

在菱形窝的正中有纵贯全长的正中沟，将菱形窝分为对称的左右两半。正中沟的两侧，各有一条大致与之平行的界沟。

界沟和正中沟之间的部分轻微隆起称内侧隆起，其紧靠髓纹上方的部位，有一较明显的圆形隆凸，称为面神经丘；其深面含展神经核及面神经膝。在髓纹下方，则可见两个小的三角形区域，内上方者为舌下神经三角，内含舌下神经核，外下方者为迷走神经三角，深面含迷走神经背核。

迷走神经三角的外下缘有一斜形的窄嵴，称分隔索；其和菱形窝下外缘（薄束结节）之间的狭窄带状区称为最后区，此区富含血管，并被含有长突细胞的室管膜覆盖。

界沟的外侧是较宽阔的三角形区，称前庭区，其深面含有前庭神经核。前庭区外侧角有一小隆起称听结节，内含蜗神经背核。在新鲜标本上，界沟上端可见一呈蓝灰色的小区域，称为蓝斑，其深面的细胞富含色素。

菱形窝下角处，两侧外下界之间的圆弧形移行部称闩，与第四脑室脉络组织相连。

2.2.3 脑干的内部结构

（1）脑神经与脑神经核：取脑神经核模型和电动脑干模型，参照表1进行观察。

表1 脑神经与脑神经核

	连脑部位	纤维部分	起核		终核	
			名称	位置	名称	位置
动眼神经	中脑的脚间窝	身体运动	动眼神经核	中脑上丘平面		
		内脏运动（副交感）	动眼神经副核	动眼神经核附近		
滑车神经	中脑下丘下方	躯体运动	滑车神经核	中脑下丘平面		
三叉神经	脑桥腹侧开始变细处	躯体感觉			三叉神经感觉核群	自中脑至延髓
		躯体运动	三叉神经运动核	脑桥		
展神经	脑桥延髓沟	躯体运动	展神经核			
面神经	脑桥延髓沟，展神经的外侧	躯体运动	面神经核			
		内脏运动	上涎核			
		内脏感觉			孤束核	延髓

续　表

连脑部位		纤维部分	起核		终核	
			名称	位置	名称	位置
前庭蜗神经	脑桥延髓沟,而神经的外侧	躯体感觉			前庭神经核蜗神核	脑桥
舌咽神经	延髓后外侧沟	躯体运动	疑核	延髓		
		内脏运动	下涎核	延髓		
		内脏感觉			孤束核	
迷走神经	延髓后外侧沟,舌咽神经的下方	内脏运动	迷走神经背核	延髓		
		躯体运动	疑核	延髓		
		内脏感觉			孤束核	延髓
		躯体感觉			三叉神经感觉核群	自中脑至延髓
副神经	延髓后外侧汉迷走神经的下方	躯体运动	疑核副神经核	延髓,脊髓第1~5颈节运动神经元		
舌下神经	延髓前外侧沟	躯体运动	舌下神经核	延髓		

通过表中观察,可以看出:一般说来脑神经核的名称和位置,与其有关的脑神经的名称和连脑的部位相一致,但也有例外,如:

孤束核由于是内脏感觉核,因此它接受来自面神经、舌咽神经和迷走神经的内脏感觉纤维;疑核发出的神经纤维,分别随舌咽神经、迷走神经和副神经出脑,支配咽喉部的骨骼肌;三叉神经感觉核群,则贯穿整个脑干。

脑神经核在脑干内的横向排列关系,由内向外依次是躯体运动核(位于中线的内侧)、内脏运动核、内脏感觉核(位于内脏运动核的膜外侧)和躯体感觉核。

(2)脑和脊髓的传导通路:取脑和脊髓的传导通路模型,结合电动脑干模型观察。

上行纤维束和下行纤维束行于脑干的腹侧或腹外侧,其中薄束和楔束上行至延髓后,分别止于薄束核和楔束核,薄束核和楔束核发出的纤维,呈弓形走向中央管的腹侧,在中线上左、右交叉,形成内侧丘系交叉,交叉后的纤维折而上升,形成内侧丘系。

2.2　小脑

2.2.1　小脑的外形

观察离体小脑标本,可见其上面的中央部稍隆起前部更为明显;两侧的大部平坦;下面的中央部分凹陷,容纳延髓,前面借纤维束与脑干相连。

上述的形态特征是区别小脑上下面和前后缘的标志。在本实验中应着重观察：小脑蚓和小脑半球。

（1）小脑两侧部膨大，为小脑半球；中间部缩细而卷曲，为小脑蚓。

小脑上面稍平坦，其前、后缘凹陷，称小脑前、后切迹；下面膨隆，在小脑半球下面的前内侧，各有一突出部，称小脑扁桃体。小脑扁桃体紧邻延髓和枕骨大孔的两侧，当颅内压增高时，小脑扁桃体有可能被挤压入枕骨大孔，形成枕骨大孔疝或称小脑扁桃体疝，压迫延髓，危及生命。

小脑蚓的上面略高出小脑半球之上；下面凹陷于两半球之间，从前向后依次为小结、蚓垂、蚓锥体和蚓结节。

小结向两侧，以绒球脚与位于小脑半球前缘的绒球相连。

（2）小脑表面有许多相互平行的浅沟，将其分为许多狭窄的小脑叶片。

其中小脑上面前、中 1/3 交界处有一略呈"V"字形的深沟，称为原裂；小脑下面绒球和小结的后方有一深沟，为后外侧裂；在小脑半球后缘，有一明显的水平裂。

根据原裂和后外侧裂以及小脑的发生，可将小脑分成 3 个叶：前叶、后叶和绒球小结叶，前叶和后叶又合称为小脑体。

2.2.2　小脑的内部结构

观察小脑水平切面染色标本，小脑由表面的皮质、深部的髓质以及小脑核构成。

（1）小脑皮质：位于小脑表面，并向内部深陷形成沟，将小脑表面分成许多大致平行的小脑叶片。小脑皮质由神经元的胞体和树突组成，其细胞构筑分为 3 层：由深至浅依次为颗粒层、梨状细胞层和分子层。

（2）小脑核：又称小脑中央核位于小脑内部，埋于小脑髓质内。共有 4 对，由内侧向外侧依次为顶核、球状核、栓状核和齿状核。其中球状核和栓状核合称为中间核，属于旧小脑。

小脑核中最重要的是顶核和齿状核。顶核位于第四脑室顶的上方，小脑蚓的白质内，属于原小脑；齿状核位于小脑半球的白质内，最大，呈皱缩的口袋状，袋口朝向前内方，属于新小脑。

2.2.3　第四脑室

观察脑正中矢状切面标本结合脑室模型。

取整脑标本观察第四脑室正中孔和第四脑室外侧孔的位置。将小脑椎向上，在菱形窝下角的正上方寻觅第四脑室正中孔；在脑干的腹侧，脑桥、延髓和小脑相连部的附近，辨认第四脑室外侧孔。

该脑室是位于小脑和脑桥，延髓之间的室腔，底即菱形窝，尖顶朝向小脑。室腔向下通脊髓中央管，向上经中脑水管与第三脑室相通，并借第四脑室正中孔和两个第四脑室外侧孔与蛛网膜下腔相通。

2.3　间脑

取间脑和脑干模型，结合脑的正中矢状切面标本观察：

位于脑干与端脑之间，连接大脑半球和中脑，由于大脑半球高度发展而掩盖了间脑的两侧和背面,仅部分腹侧部露于脑底。

间脑中间有一窄腔即第三脑室,分隔间脑的左右部分。虽然间脑的体积不到中枢神经系统 2%,但结构和功能却十分复杂,是仅次于端脑的中枢高级部位。间脑可分为5 个部分:背侧丘脑、后丘脑、上丘脑、底丘脑和下丘脑。

2.3.1 背侧丘脑

背侧丘脑又称丘脑,由一对卵圆形的灰质团块组成,借丘脑间粘合相连。其前端突起称丘脑前结节,后端膨大称丘脑枕;背外侧面的外侧缘与端脑尾状核之间隔有终纹,内侧面有一自室间孔走向中脑水管的浅沟,称下丘脑沟,它是背侧丘脑与下丘脑的分界线。

在背侧丘脑灰质的内部被"Y"形的内髓板,将背侧丘脑内部分隔成大致三大核群:前核群、内侧核群和外侧核群。

(1)前核群:位于内髓板分叉部的前上方,其功能与内脏活动有关。

(2)内侧核群:居内髓板的内侧,此核有广泛的纤维联系,可能是联合躯体和内脏感觉冲动的整合中枢。

(3)外侧核群:位于内髓板的外侧,可分为背侧、腹侧两部分。

腹侧部是背侧丘脑最为重要的核群,由前向后可分为腹前核、腹外侧核和腹后核。腹后核又分为腹后内侧核和腹后外侧核,是躯体感觉传导路中第 3 级神经元的胞体所在。

背侧组从前向后分为背外侧核、后外侧核及枕,在丘脑内侧面,第三脑室侧壁上的薄层灰质及丘脑间粘合内的核团,合称为中线核群,在外侧核群与内囊之间的薄层灰质称丘脑网状核,网状核与外侧核群间为外髓板。

内侧核群主要是背内侧核,此核又分为大细胞区和小细胞区。

2.3.2 后丘脑

后丘脑位于背侧丘脑的后下方,中脑顶盖的上方,包括内侧膝状体和外侧膝状体,属特异性中继核。内侧膝状体接受来自下丘臂的听觉传导通路的纤维,发出纤维至颞叶的听觉中枢,外侧膝状体接受视束的传入纤维,发出纤维至枕叶的视觉中枢。

2.3.3 上丘脑

上丘脑位于间脑的背侧部与中脑顶盖前区相移行的部分,包括松果体、缰连合、缰三角、丘脑髓纹和后连合。松果体为内分泌腺,16 岁以后,松果体钙化,可作为 X 线诊断颅内占位病变的定位标志。

2.3.4 底丘脑

底丘脑位于间脑与中脑的过渡区,内含底丘脑核,与黑质、红核、苍白球间有密切的纤维联系,参与椎体外系的功能。人类一侧底丘脑核受损,可产生对侧肢体,尤其是上肢较为显著的不自主的舞蹈样动作,称半身舞蹈病或半身颤搐。

2.3.5 下丘脑

下丘脑位于背侧丘脑的下方,组成第三脑室侧壁的下半和底壁,上方借下丘脑沟与背侧丘脑分界,前端达室间孔,后端与中脑被盖相续。下面最前部是视交叉,视交叉的前上方连接终板,后方有灰结节,向前下移行于漏斗,漏斗下端与垂体相接,灰结节后方有一对圆形隆起,称乳头体。

下丘脑自前至后分为视前区、视上区、结节区和乳头体区,各区又以穹窿柱为标志,分内侧部和外侧部。视前区位于终板与前连合和视交叉连线之间,核团有视前核。视上区位于视交叉上方,核团有视上核、室旁核和下丘脑前核。结节区位于漏斗上方,核团有漏斗核、腹内侧核和背内侧核。乳头体区包括乳头体及其背侧灰质,核团有乳头体核和下丘脑后核。

由前向后依次观察视交叉、灰结节及相连的漏斗和脑垂体。灰结节后方的一对隆起即乳头体。注意观察视交叉前连视神经,后连视束。

2.4 端脑

主要包括左右大脑半球。两侧大脑半球之间隔以纵行的深裂,叫大脑纵裂。裂底有胼胝体,是连结两侧大脑半球的白质纤维板。大脑半球与小脑之间隔着大脑横裂。

2.4.1 大脑半球的外形

观察大脑半球标本,每侧大脑半球可分为上外侧面、内侧面和下面:上缘、下缘和内侧缘。半球的前端称额极,后端称枕极。半球的下缘,枕极的前方 4 cm 处有一切迹,叫枕前切迹,半球的表面凹凸不平,有许多深浅不同的大脑沟,沟之间的脑回称大脑回,大脑半球借 3 条叶间沟分为 5 个叶。

1) 叶间沟

(1) 外侧沟:起于半球底面,先行向前外,至下缘后析向后上,行于半球的上外侧面。

(2) 中央沟:自半球上缘中点的稍后方,行向前下。

(3) 顶枕沟:位于半球的内侧面,自胼胝体后端的稍后方行向后上,并伸至半球的上外侧面。

2) 分叶

(1) 额叶:位于外侧沟之上,中央沟之前。

(2) 枕叶:位于顶枕沟和枕前切迹连线的后方。

(3) 顶叶:位于外侧沟之上,枕叶的前方。

(4) 颞叶:位于枕叶之前、顶叶的下方。

(5) 岛叶:在外侧沟的深处,略呈三角形。

2.4.2 大脑半球外侧面主要沟回

1) 额叶

(1) 中央前沟:在中央沟之前且与中央沟平行。

(2) 中央前回:位于中央沟和中央俞沟之间。

(3) 额上、下沟:是位于中央前沟的前方,横行走向且彼此大致平行的上、下两条沟。

(4) 额上、中、下回:在中央前回的前方,分别位于额上沟的上方;额上、下沟之间,额下沟的下方。

2) 顶叶

(1) 中央后沟:位于中央沟的后方,且与中央沟平行。

（2）中央后回：位于中央沟和中央后沟之间。

（3）顶内沟：在中央后沟的后方，呈前后方向走行。

（4）顶上小叶：位于中央后回之后，顶内沟的上方。

（5）顶下小叶：位居顶内沟的下方，可分为前后两部。前部位于外侧沟末端的周围，称缘上回；后部位于颞上沟末端的周围，称角回。

3）颞叶

（1）颞上、中、下沟：是外侧沟的下方，3条大致平行，且呈前后方向走行的沟。

（2）颞横回：是颞上回后部卷曲于外侧沟内的数个横向短回。

2.4.3　大脑半球内侧面的主要沟、回

（1）胼胝体沟与海马沟：胼胝体沟绕行于胼胝体的背面，绕过胼胝体的后端折而向前，改名为海马沟。

（2）扣带沟：平行于胼胝体沟，且在其上方。

（3）扣带回：位于胼胝体沟和扣带沟之间。

（4）距状沟：位于枕叶内，呈前后弓状走行，并与顶枕沟的下端呈"T"字形交叉。

（5）中央旁小叶：位于扣带沟的上方，可分为前后两部，分别为中央前、后回在半球内侧面的延续。

（6）侧副沟：在距状沟的下方，呈前后方向走行。

（7）海马旁回和钩：位于海马沟和侧副沟之间的大脑回称海马旁回，而钩则是海马旁回绕过海马沟的部分。

（8）边缘叶：系指胼胝体周围的脑回。

2.4.4　大脑半球的下面

主要观察下述结构。

（1）嗅球：是位于额叶下面的椭圆形小体。

（2）嗅束：是嗅球向后延伸变细的部分。

2.4.5　大脑半球的内部结构

大脑半球的内部结构由浅入深由皮质、白质及包藏在白质基底部的基底核构成。大脑半球内的室腔即侧脑室。

1）皮质：取大脑水平切面标本观察大脑半球的不同部位，比较皮质的厚度。

2）基底核：首先取基底核模型观察豆状核、尾状核和杏仁体的形态及其与丘脑的位置关系，然后观察大脑水平切面标本。

（1）豆状核：呈三角形，位于丘脑的外侧，两者隔着白质纤维板。豆状核被穿行于其中的两层纤维板分隔为内、中、外3部分。外侧份称壳，属新纹状体，余部称苍白球，属旧纹状体。

（2）尾状核：属新纹状体，在标本上被切为前后两部分，分别位于丘脑断面的前、后方。前部较大，是尾状核的头部。头部与豆状核之间隔着白质纤维板。后部位于丘脑断面的后方，较小，是尾状核的尾部。

（3）杏仁体：因位置低，在此切面上不能看到。

3) 白质:主要观察如下结构。

（1）**胼胝体**:观察脑的正中矢状切面标本,可见胼胝体的断面前端略呈钩状,后部粗厚并弯向后下。

观察冻脑剥离标本,可见胼胝体是由联系两侧大脑半球的纤维构成的,其纤维呈扇形,广泛联系两侧大脑半球。

（2）**内囊**:观察大脑的水平切面标本及冻脑剥离标本。内囊是位于豆状核、尾状核和丘脑之间的宽厚的白质层。

白质层的纤维是由上行的感觉纤维束和下行的运动纤维束构成。一侧内囊呈夹角向外的"＜"形,可分为3部:前部位于豆状核和尾状核之间,称内囊前脚;后部位于豆状核和丘脑之间,称内囊后脚;前、后脚汇合处称内囊膝。

（3）**联络纤维**:系指联系本侧半球不同部位皮质的纤维,在冻脑剥离标本上容易观察。

2.4.6　侧脑室

侧脑室是大脑半球内的室腔,左右各一。取脑室标本结合模型观察侧脑室的形态、分部及脉络丛的形态。

回顾与思考	1. 在脊髓标本上辨认颈膨大、腰膨大、脊髓圆锥及脊髓表面的沟裂。 2. 绘脊髓横断面图,注明灰质各部的名称、白质各索中重要纤维束的位置。 3. 在标本上验证脊髓节段和椎骨对应关系的椎算方法,并思考其原因。 4. 比较脑干和脊髓灰、白质配布的异同。 5. 在标本上辨认小脑扁桃体。 6. 在标本上辨认下丘脑各部,思考下丘脑和垂体的联系。 7. 在大脑标本上指出各重要机能区的位置。 8. 在大脑水平切面标本上,指出内囊的位置和分部。 9. 思考一侧内囊损伤,临床上可能出现的症状和体征。
作业	中枢神经系统实验报告

二十五、神经系统传导通路实验

实验项目	神经系统传导通路实验
实验目的	1. 掌握：全身浅感觉、躯干和四肢意识性的本体感觉传导通路；锥体系运动传导通路。 2. 熟悉：视觉传导通路、瞳孔对光反射的通路。 3. 了解：非意识性本体感觉传导通路；锥体外系的组成及功能。
实验要点	1. 浅感觉传导通路。 2. 深感觉传导通路。 3. 视觉传导通路。 4. 运动传导通路。
实验材料	1. 浅感觉传导通路模型。 2. 深感觉传导通路模型。 3. 视觉传导通路模型。 4. 运动传导通路模型。

实验内容及方法：

  脑和脊髓的传导通路。

  传导通路包括一般感觉传导通路、特殊感觉传导通路和运动传导通路。

  依次取浅感觉传导通路模型、深感觉传导通路模型、视觉传导通路模型和运动传导通路模型。

  观察中应着重搞清各传导通路的性质，与脊髓纤维束的关系；整个传导通路有9个神经元及其胞体所在的位置；纤维交叉的部位及其与效应器或感受器的关系等。

回顾与思考	1. 绘图说明脑和脊髓各传导通路所经过的路径、交换神经元的部位、纤维交叉的状况及与内囊、大脑皮质机能区的关系。 2. 一侧内囊损伤可能有哪些临床表现？伸舌时舌尖偏向何侧？口角可能偏向何侧？ 3. 脊髓半切可能有哪些临床表现？ 4. 比较同侧皮质核束损伤和面神经损伤所引起的面部表情肌瘫痪的不同。
作业	神经系统传导通路实验报告

内分泌系统实验

二十六、内分泌系统实验

实验项目	内分泌系统实验
实验目的	1. 掌握：内分泌器官和内分泌组织的基本概念；甲状腺、甲状旁腺、肾上腺和垂体的形态及位置。 2. 熟悉：松果体形态和位置。 3. 了解：各内分泌腺的功能。
实验要点	垂体、甲状腺、甲状旁腺、肾上腺及松果体的形态和位置。
实验材料	1. 颈部局部解剖标本。 2. 腹膜后间隙器官标本。 3. 头部正中矢状切面标本。

实验内容及方法：

1. 垂体

观察头部正中矢状切面标本。

垂体为一扁椭圆形小体，位于蝶鞍的垂体窝内，椭圆形。垂体可分为腺垂体和神经垂体两部分。

1.1 腺垂体

包括远侧部、结节部和中间部。远侧部和结节部合称为垂体前叶，能分泌生长激素、促甲状腺激素、促肾上腺皮质激素和促性腺激素，后3种激素分别促进甲状腺、肾上腺皮质和性腺的分泌活动。

生长激素具有促进骨和软组织生长的功能，在骨骼发育成熟后期可引起肢端肥大症。

垂体后叶包括中间部和神经部。

1.2 神经垂体

神经垂体由神经部和漏斗组成。神经垂体能贮存和释放加压素（抗利尿素）及催产素。加压素作用于肾，增加对水的重吸收，减少水分由尿排除；催产素有促进子宫收缩和乳腺泌乳的功能。

2. 甲状腺

观察颈部局部解剖标本：甲状腺呈"H"形，分为左右两个侧叶，中间以甲状腺峡相连。

甲状腺侧叶位于喉下部和气管上部的侧面，上至甲状软骨中部，下达第6气管软骨环，后方平对第5~7颈椎高度。

甲状腺峡多位于第 2～4 气管软骨环前方。少数人可有甲状腺峡缺如。约有半数人自甲状腺峡向上伸出一锥状叶,长者可达舌骨平面。甲状腺的外面甲状腺的内层为纤维囊(临床上称真被膜),包裹甲状腺的表面,并随血管和神经深入腺实质,将腺分为若干大小不等的小叶。

甲状腺分泌甲状腺素,调节机体基础代谢并影响生长和发育等。

3. 甲状旁腺

注意寻觅甲状旁腺:甲状旁腺是两对扁椭圆形小体,棕黄色,形状及大小略似黄豆。

甲状旁腺通常有上下两对,在甲状腺侧叶后缘上、中 1/3 交界处;下甲状旁腺的位置变异较大,多位于甲状腺侧叶后缘近下端的甲状腺下动脉附近。甲状旁腺也可位于鞘外或埋入甲状腺组织中。

甲状旁腺的功能是调节钙磷代谢,维持血钙平衡。如甲状腺手术不慎误将甲状旁腺切除,则可引起血钙降低、手足抽搐,肢体出现对称性疼痛与痉挛;若甲状旁腺功能亢进,则可产生骨质疏松并易发生骨折。

4. 肾上腺

观察腹膜后间隙器官标本:肾上腺位于腹膜后间隙内脊柱的两侧,左、右肾的上内方,与肾共同被包裹在肾筋膜内。

肾上腺与肾之间,有脂肪组织间层,随年龄的增长而逐渐加厚。左肾上腺近似半月形;右肾上腺呈三角形。肾上腺的前面有不太明显的肾上腺门,是血管、神经和淋巴管进出之处。

肾上腺实质分为皮质和髓质两部分。肾上腺皮质约占肾上腺体积的 90%,可分泌调节体内水盐代谢的盐皮质激素、调节碳水化合物代谢的糖皮质激素、影响性行为和副性特征的性激素。

肾上腺髓质约占肾上腺体积的 10%,可分泌肾上腺素和去甲肾上腺素,肾上腺髓质激素能使心跳加快,心收缩力加强,小动脉收缩以维持血压和调节内脏平滑肌的活动等。

5. 松果体

松果体为一椭圆形小体,位于胼胝体压部和上丘之间,上丘脑缰连合的后上方,以柄附于第三脑室顶的后部,柄向前分为上下两板。两板之间为第三脑室的松果体隐窝,上板内有缰连合,下板内有后连合。

松果体可合成和分泌褪黑素,具有显著的昼夜节律改变,参与调节生殖系统的发育及动情周期、月经周期的节律。

在儿童时期,松果体病变引起其功能不足时,可出现性早熟或生殖器官过度发育;若分泌功能过盛,可导致青春期延迟。

回顾与思考	1. 在标本上指出甲状腺、甲状旁腺、垂体、肾上腺及松果体。 2. 结合活体描述甲状腺的位置,甲状腺肿大时,可能压迫哪些器官? 3. 根据垂体的位置,思考当垂体发生肿瘤时,可能压迫哪些部位? 4. 内分泌系统的微细结构。
作业	内分泌系统实验报告

人体解剖学实验报告

（第 2 版）

主　编　米树文　　白冰洋　　崔玉发

副主编　郑焜文　　严　菲　　屈　丰

编　委　白冰洋　　米树文　　严　菲

　　　　屈　丰　　郑焜文　　崔玉发

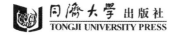
同济大学出版社
TONGJI UNIVERSITY PRESS

目　录

运动系统实验报告

一、躯干骨实验

椎骨形态结构,写出序号所指结构的名称:

1. _____
2. _____
3. _____
4. _____
5. _____
6. _____
7. _____
8. _____
9. _____

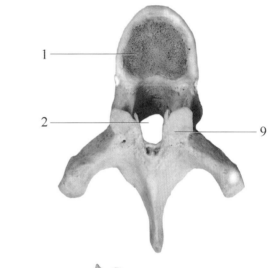

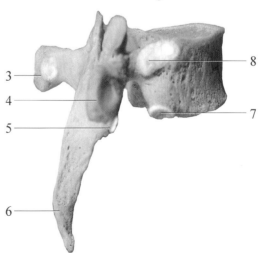

运动系统实验报告

二、颅骨实验

（一）颅骨形态结构，写出序号所指结构的名称：

1. _____
2. _____
3. _____
4. _____
5. _____
6. _____
7. _____
8. _____
9. _____

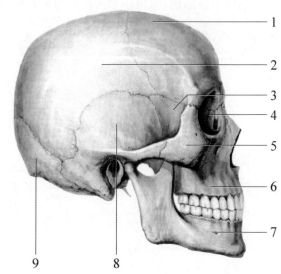

（二）绘图题：请绘下颌骨，并标示以下结构。

1. 下颌颈 2. 下颌切迹 3. 下颌孔 4. 下颌体 5. 咬肌粗隆

运动系统实验报告

三、四肢骨实验

（一）前臂骨结构，写出序号所指结构的名称：

1. ＿＿＿＿＿＿＿＿＿＿
2. ＿＿＿＿＿＿＿＿＿＿
3. ＿＿＿＿＿＿＿＿＿＿
4. ＿＿＿＿＿＿＿＿＿＿
5. ＿＿＿＿＿＿＿＿＿＿
6. ＿＿＿＿＿＿＿＿＿＿
7. ＿＿＿＿＿＿＿＿＿＿
8. ＿＿＿＿＿＿＿＿＿＿
9. ＿＿＿＿＿＿＿＿＿＿
10. ＿＿＿＿＿＿＿＿＿＿
11. ＿＿＿＿＿＿＿＿＿＿
12. ＿＿＿＿＿＿＿＿＿＿
13. ＿＿＿＿＿＿＿＿＿＿
14. ＿＿＿＿＿＿＿＿＿＿
15. ＿＿＿＿＿＿＿＿＿＿

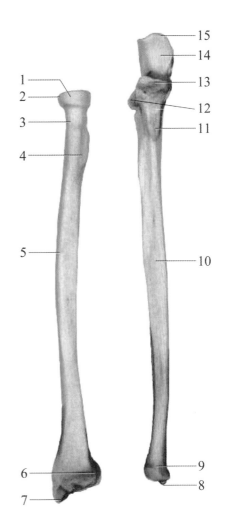

运动系统实验报告

（二）绘图题：请绘肱骨，并标示以下结构。

1. 大结节　　2. 解剖颈　　3. 肱骨小头　　4. 三角肌粗隆　　5. 桡神经沟

（三）绘图题：请绘出胫骨并标示以下结构。

1. 内侧髁　　2. 内踝　　3. 髁间隆起　　4. 胫骨粗隆　　5. 外侧髁

班级：_____   学号：_____   姓名：_____

运动系统实验报告

四、骨连结实验

（一）胸廓结构,写出序号所指结构的名称：

1. _____
2. _____
3. _____
4. _____
5. _____
6. _____
7. _____

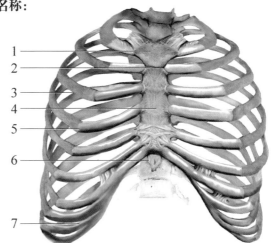

（二）膝关节结构,写出序号所指结构的名称：

1. _____
2. _____
3. _____
4. _____
5. _____
6. _____
7. _____
8. _____
9. _____
10. _____
11. _____
12. _____
13. _____

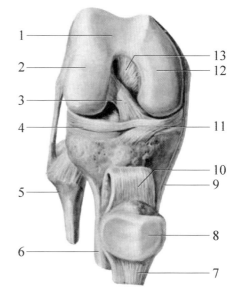

运动系统实验报告

（三）绘图题：请绘示滑膜关节基本结构。

1. 关节面　2. 纤维膜　3. 滑膜　4. 关节腔　5. 囊外韧带

（四）绘图题：请绘示肩关节冠状切面。

1. 肱骨头　2. 关节盂　3. 关节囊　4. 关节腔　5. 肱二头肌长头腱

运动系统实验报告

五、肌学实验

（一）全身浅表肌肉（腹侧），写出序号所指肌的名称：

1. ＿＿＿＿＿＿＿＿＿＿
2. ＿＿＿＿＿＿＿＿＿＿
3. ＿＿＿＿＿＿＿＿＿＿
4. ＿＿＿＿＿＿＿＿＿＿
5. ＿＿＿＿＿＿＿＿＿＿
6. ＿＿＿＿＿＿＿＿＿＿
7. ＿＿＿＿＿＿＿＿＿＿
8. ＿＿＿＿＿＿＿＿＿＿
9. ＿＿＿＿＿＿＿＿＿＿
10. ＿＿＿＿＿＿＿＿＿＿

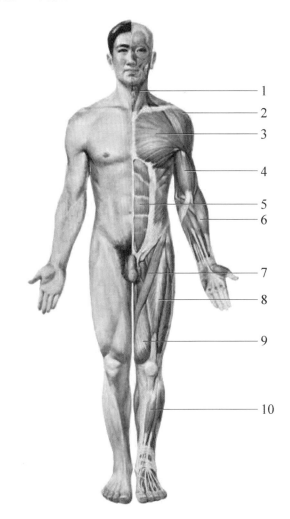

运动系统实验报告

(二) 全身浅表肌肉(背侧),写出序号所指肌的名称:

1. _____
2. _____
3. _____
4. _____
5. _____
6. _____
7. _____
8. _____
9. _____

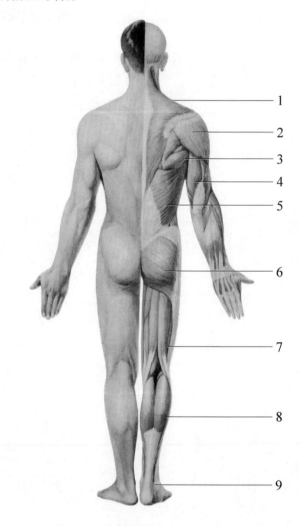

运动系统实验报告

(三) 腹前外侧的肌,写出序号所指结构的名称:

1. _____
2. _____
3. _____
4. _____
5. _____
6. _____
7. _____
8. _____
9. _____
10. _____

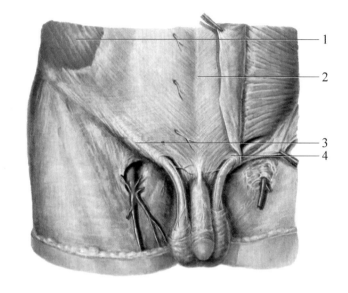

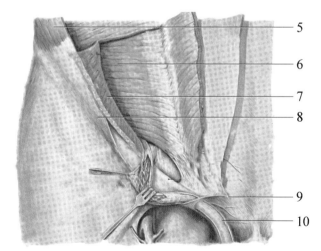

运动系统实验报告

（四）绘图题：用简图绘示出肱二头肌起止点。

（五）绘图题：用简图绘示大腿内收肌。

1. 耻骨肌　2. 长收肌　3. 大收肌

消化系统实验报告

六、消化道实验

（一）消化系统形态结构，写出序号所指结构的名称：

1. ＿＿＿＿＿＿＿＿＿＿＿
2. ＿＿＿＿＿＿＿＿＿＿＿
3. ＿＿＿＿＿＿＿＿＿＿＿
4. ＿＿＿＿＿＿＿＿＿＿＿
5. ＿＿＿＿＿＿＿＿＿＿＿
6. ＿＿＿＿＿＿＿＿＿＿＿
7. ＿＿＿＿＿＿＿＿＿＿＿
8. ＿＿＿＿＿＿＿＿＿＿＿
9. ＿＿＿＿＿＿＿＿＿＿＿
10. ＿＿＿＿＿＿＿＿＿＿＿
11. ＿＿＿＿＿＿＿＿＿＿＿
12. ＿＿＿＿＿＿＿＿＿＿＿
13. ＿＿＿＿＿＿＿＿＿＿＿
14. ＿＿＿＿＿＿＿＿＿＿＿
15. ＿＿＿＿＿＿＿＿＿＿＿
16. ＿＿＿＿＿＿＿＿＿＿＿
17. ＿＿＿＿＿＿＿＿＿＿＿
18. ＿＿＿＿＿＿＿＿＿＿＿
19. ＿＿＿＿＿＿＿＿＿＿＿

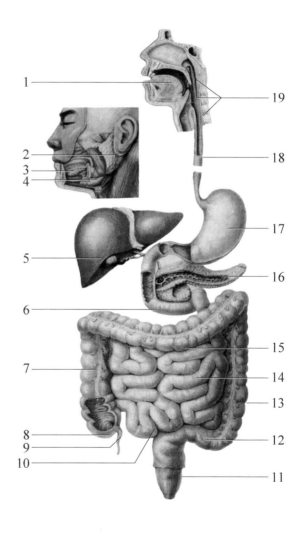

消化系统实验报告

七、消化腺实验

（一）肝脏结构,写出序号所指结构的名称：

1. ＿＿＿＿＿＿＿＿＿＿＿＿＿＿＿
2. ＿＿＿＿＿＿＿＿＿＿＿＿＿＿＿
3. ＿＿＿＿＿＿＿＿＿＿＿＿＿＿＿
4. ＿＿＿＿＿＿＿＿＿＿＿＿＿＿＿
5. ＿＿＿＿＿＿＿＿＿＿＿＿＿＿＿
6. ＿＿＿＿＿＿＿＿＿＿＿＿＿＿＿
7. ＿＿＿＿＿＿＿＿＿＿＿＿＿＿＿
8. ＿＿＿＿＿＿＿＿＿＿＿＿＿＿＿
9. ＿＿＿＿＿＿＿＿＿＿＿＿＿＿＿
10. ＿＿＿＿＿＿＿＿＿＿＿＿＿＿
11. ＿＿＿＿＿＿＿＿＿＿＿＿＿＿
12. ＿＿＿＿＿＿＿＿＿＿＿＿＿＿
13. ＿＿＿＿＿＿＿＿＿＿＿＿＿＿

（二）绘图题:请绘出胃的形态和分部并标出下列结构：

1. 贲门　　　　2. 幽门　　　　3. 胃底　　　　4. 胃体
5. 幽门管　　　6. 幽门窦　　　7. 胃大弯　　　8. 胃小弯

呼吸系统实验报告

八、呼吸道实验

（一）喉内面观,写出序号所指结构的名称：

1. ＿＿＿＿＿＿＿＿＿＿

2. ＿＿＿＿＿＿＿＿＿＿

3. ＿＿＿＿＿＿＿＿＿＿

4. ＿＿＿＿＿＿＿＿＿＿

5. ＿＿＿＿＿＿＿＿＿＿

6. ＿＿＿＿＿＿＿＿＿＿

7. ＿＿＿＿＿＿＿＿＿＿

8. ＿＿＿＿＿＿＿＿＿＿

9. ＿＿＿＿＿＿＿＿＿＿

（二）呼吸系统概况,写出序号所指结构的名称：

1. ＿＿＿＿＿＿＿＿＿＿

2. ＿＿＿＿＿＿＿＿＿＿

3. ＿＿＿＿＿＿＿＿＿＿

4. ＿＿＿＿＿＿＿＿＿＿

5. ＿＿＿＿＿＿＿＿＿＿

6. ＿＿＿＿＿＿＿＿＿＿

7. ＿＿＿＿＿＿＿＿＿＿

8. ＿＿＿＿＿＿＿＿＿＿

9. ＿＿＿＿＿＿＿＿＿＿

10. ＿＿＿＿＿＿＿＿＿＿

11. ＿＿＿＿＿＿＿＿＿＿

班级:＿＿＿＿＿＿＿＿＿　　学号:＿＿＿＿＿＿＿＿＿　　姓名:＿＿＿＿＿＿＿＿＿

呼吸系统实验报告

九、肺实验

(一) 肺形态结构,写出序号所指结构的名称:

1. ＿＿＿＿＿＿＿＿＿＿＿＿
2. ＿＿＿＿＿＿＿＿＿＿＿＿
3. ＿＿＿＿＿＿＿＿＿＿＿＿
4. ＿＿＿＿＿＿＿＿＿＿＿＿
5. ＿＿＿＿＿＿＿＿＿＿＿＿
6. ＿＿＿＿＿＿＿＿＿＿＿＿
7. ＿＿＿＿＿＿＿＿＿＿＿＿
8. ＿＿＿＿＿＿＿＿＿＿＿＿
9. ＿＿＿＿＿＿＿＿＿＿＿＿
10. ＿＿＿＿＿＿＿＿＿＿＿
11. ＿＿＿＿＿＿＿＿＿＿＿
12. ＿＿＿＿＿＿＿＿＿＿＿
13. ＿＿＿＿＿＿＿＿＿＿＿
14. ＿＿＿＿＿＿＿＿＿＿＿
15. ＿＿＿＿＿＿＿＿＿＿＿

(二) 肺纵隔面结构,写出序号所指结构的名称:

1. ＿＿＿＿＿＿＿＿＿＿＿＿
2. ＿＿＿＿＿＿＿＿＿＿＿＿
3. ＿＿＿＿＿＿＿＿＿＿＿＿
4. ＿＿＿＿＿＿＿＿＿＿＿＿
5. ＿＿＿＿＿＿＿＿＿＿＿＿
6. ＿＿＿＿＿＿＿＿＿＿＿＿
7. ＿＿＿＿＿＿＿＿＿＿＿＿

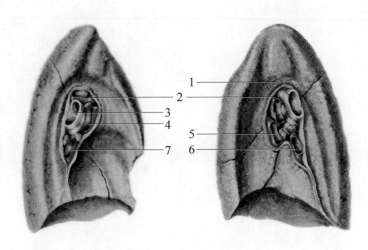

呼吸系统实验报告

十、胸膜与纵隔实验

（一）胸膜结构图，写出序号所指结构的名称：

1. ＿＿＿＿＿＿＿＿
2. ＿＿＿＿＿＿＿＿
3. ＿＿＿＿＿＿＿＿
4. ＿＿＿＿＿＿＿＿
5. ＿＿＿＿＿＿＿＿
6. ＿＿＿＿＿＿＿＿
7. ＿＿＿＿＿＿＿＿
8. ＿＿＿＿＿＿＿＿
9. ＿＿＿＿＿＿＿＿
10. ＿＿＿＿＿＿＿＿
11. ＿＿＿＿＿＿＿＿

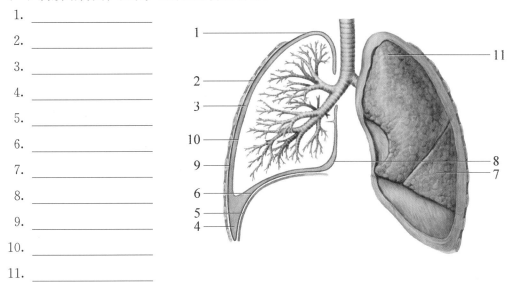

（二）绘图题：请绘出纵隔平面图并标示出下列结构。

1. 第一肋　2. 上纵隔　3. 前纵隔　4. 中纵隔　5. 后纵隔

班级：_____   学号：_____   姓名：_____

泌尿系统实验报告

十一、肾实验

（一）肾剖面图，写出序号所指结构的名称：

1. _____
2. _____
3. _____
4. _____
5. _____
6. _____
7. _____
8. _____
9. _____
10. _____

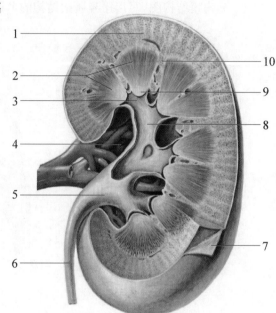

（二）绘图题：请绘示肾冠状切面图。

1. 肾皮质   2. 肾锥体   3. 肾乳头   4. 肾小盏   5. 肾大盏   6. 肾柱

泌尿系统实验报告

十二、输尿管、膀胱、尿道实验

（一）膀胱形态结构，写出序号所指结构的名称）：

1. _____
2. _____
3. _____
4. _____
5. _____
6. _____
7. _____
8. _____
9. _____

（二）绘图题：请绘示女性尿道冠状切面图。

1. 膀胱颈 2. 尿道内口 3. 尿道嵴 4. 尿道外口 5. 膀胱三角

生殖系统实验报告

十三、男性生殖系统实验

（一）阴囊层次，写出序号所指结构的名称：

1. _____
2. _____
3. _____
4. _____
5. _____
6. _____
7. _____
8. _____
9. _____
10. _____
11. _____
12. _____
13. _____
14. _____
15. _____

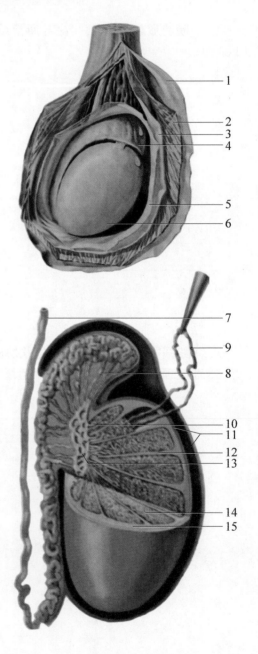

生殖系统实验报告

十四、女性生殖系统实验

（一）识图题，写出序号所指结构的名称：

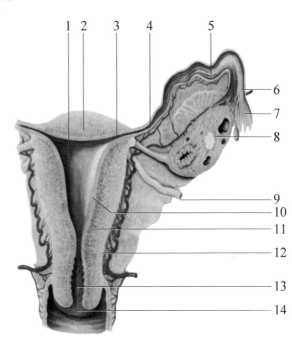

1. ＿＿＿＿＿＿＿＿＿＿＿

2. ＿＿＿＿＿＿＿＿＿＿＿

3. ＿＿＿＿＿＿＿＿＿＿＿

4. ＿＿＿＿＿＿＿＿＿＿＿

5. ＿＿＿＿＿＿＿＿＿＿＿

6. ＿＿＿＿＿＿＿＿＿＿＿

7. ＿＿＿＿＿＿＿＿＿＿＿

8. ＿＿＿＿＿＿＿＿＿＿＿

9. ＿＿＿＿＿＿＿＿＿＿＿

10. ＿＿＿＿＿＿＿＿＿＿

11. ＿＿＿＿＿＿＿＿＿＿

12. ＿＿＿＿＿＿＿＿＿＿

13. ＿＿＿＿＿＿＿＿＿＿

14. ＿＿＿＿＿＿＿＿＿＿

（二）绘图题：请绘出子宫阔韧带矢状切面，并标示下列结构。

1. 子宫系膜　2. 卵巢系膜　3. 输卵管系膜　4. 卵巢

班级:_____   学号:_____   姓名:_____

生殖系统实验报告

十五、乳房与会阴实验

(一)乳房形态结构,写出序号所指结构的名称:

1. _____
2. _____
3. _____
4. _____
5. _____
6. _____
7. _____

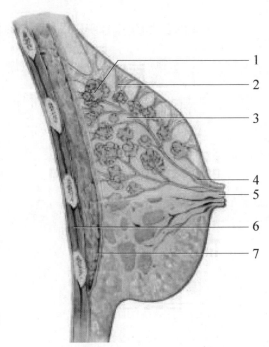

(二)会阴结构,写出序号所指结构的名称:

1. _____
2. _____
3. _____
4. _____
5. _____
6. _____
7. _____
8. _____
9. _____
10. _____
11. _____

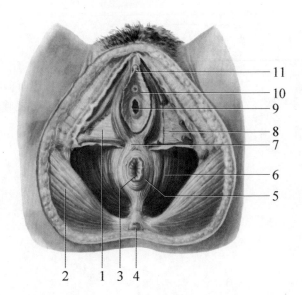

内脏学实验报告(腹膜)

十六、腹膜实验

(一)腹横截面,写出序号所指结构的名称:

1. ＿＿＿＿＿＿＿＿
2. ＿＿＿＿＿＿＿＿
3. ＿＿＿＿＿＿＿＿
4. ＿＿＿＿＿＿＿＿
5. ＿＿＿＿＿＿＿＿
6. ＿＿＿＿＿＿＿＿
7. ＿＿＿＿＿＿＿＿
8. ＿＿＿＿＿＿＿＿

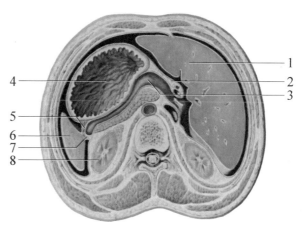

(二)肠系膜结构,写出序号所指结构的名称:

1. ＿＿＿＿＿＿＿＿
2. ＿＿＿＿＿＿＿＿
3. ＿＿＿＿＿＿＿＿
4. ＿＿＿＿＿＿＿＿
5. ＿＿＿＿＿＿＿＿
6. ＿＿＿＿＿＿＿＿
7. ＿＿＿＿＿＿＿＿
8. ＿＿＿＿＿＿＿＿
9. ＿＿＿＿＿＿＿＿
10. ＿＿＿＿＿＿＿＿
11. ＿＿＿＿＿＿＿＿
12. ＿＿＿＿＿＿＿＿
13. ＿＿＿＿＿＿＿＿
14. ＿＿＿＿＿＿＿＿
15. ＿＿＿＿＿＿＿＿
16. ＿＿＿＿＿＿＿＿

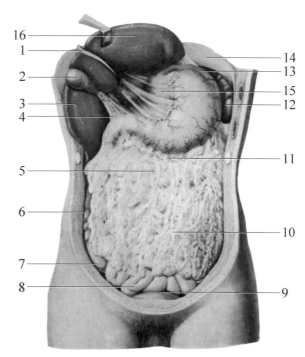

脉管系统实验报告

十七、心实验

（一）右心室结构图，写出序号所指结构的名称：

1. ＿＿＿＿＿＿＿＿＿
2. ＿＿＿＿＿＿＿＿＿
3. ＿＿＿＿＿＿＿＿＿
4. ＿＿＿＿＿＿＿＿＿
5. ＿＿＿＿＿＿＿＿＿
6. ＿＿＿＿＿＿＿＿＿
7. ＿＿＿＿＿＿＿＿＿
8. ＿＿＿＿＿＿＿＿＿
9. ＿＿＿＿＿＿＿＿＿
10. ＿＿＿＿＿＿＿＿＿
11. ＿＿＿＿＿＿＿＿＿

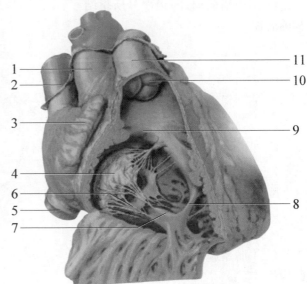

（二）左心室结构图，写出序号所指结构的名称：

1. ＿＿＿＿＿＿＿＿＿
2. ＿＿＿＿＿＿＿＿＿
3. ＿＿＿＿＿＿＿＿＿
4. ＿＿＿＿＿＿＿＿＿
5. ＿＿＿＿＿＿＿＿＿
6. ＿＿＿＿＿＿＿＿＿
7. ＿＿＿＿＿＿＿＿＿
8. ＿＿＿＿＿＿＿＿＿
9. ＿＿＿＿＿＿＿＿＿
10. ＿＿＿＿＿＿＿＿＿
11. ＿＿＿＿＿＿＿＿＿

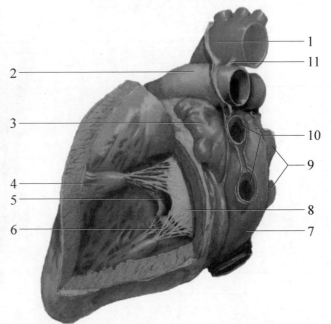

脉管系统实验报告

十八、动脉实验

（一）颈动脉分支,写出序号所指动脉的名称：

1. _____
2. _____
3. _____
4. _____
5. _____
6. _____
7. _____
8. _____
9. _____
10. _____

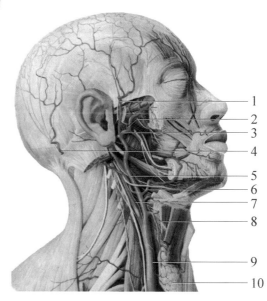

（二）绘图题:请绘出手的动脉(浅层),并标示下列结构。

1. 掌浅弓　2. 桡动脉　3. 尺动脉　4. 指掌侧总动脉　5. 指掌侧固有动脉

班级：_____　　　学号：_____　　　姓名：_____

脉管系统实验报告

十九、静脉实验

（一）上下腔静脉系分支，写出序号所指静脉的名称：

1. _____
2. _____
3. _____
4. _____
5. _____
6. _____
7. _____
8. _____
9. _____
10. _____
11. _____
12. _____
13. _____
14. _____
15. _____
16. _____
17. _____
18. _____
19. _____

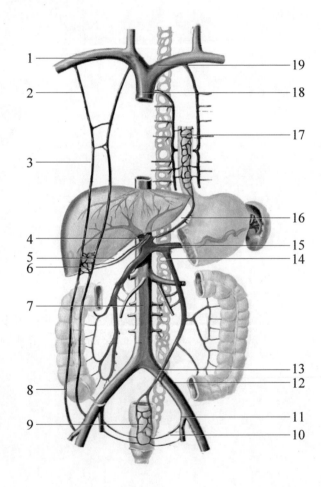

脉管系统实验报告

（二）颈静脉分支，写出序号所指静脉的名称：

1. ＿＿＿＿＿＿＿＿＿
2. ＿＿＿＿＿＿＿＿＿
3. ＿＿＿＿＿＿＿＿＿
4. ＿＿＿＿＿＿＿＿＿
5. ＿＿＿＿＿＿＿＿＿
6. ＿＿＿＿＿＿＿＿＿
7. ＿＿＿＿＿＿＿＿＿
8. ＿＿＿＿＿＿＿＿＿
9. ＿＿＿＿＿＿＿＿＿
10. ＿＿＿＿＿＿＿＿＿
11. ＿＿＿＿＿＿＿＿＿
12. ＿＿＿＿＿＿＿＿＿
13. ＿＿＿＿＿＿＿＿＿

（三）下肢浅静脉，写出序号所指静脉的名称：

1. ＿＿＿＿＿＿＿＿＿
2. ＿＿＿＿＿＿＿＿＿
3. ＿＿＿＿＿＿＿＿＿
4. ＿＿＿＿＿＿＿＿＿
5. ＿＿＿＿＿＿＿＿＿
6. ＿＿＿＿＿＿＿＿＿
7. ＿＿＿＿＿＿＿＿＿
8. ＿＿＿＿＿＿＿＿＿
9. ＿＿＿＿＿＿＿＿＿
10. ＿＿＿＿＿＿＿＿＿
11. ＿＿＿＿＿＿＿＿＿

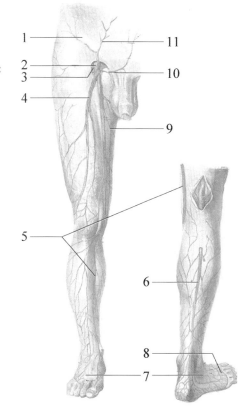

脉管系统实验报告

二十、淋巴系统实验

（一）识图题(写出序号所指结构的名称)

1. ＿＿＿＿＿＿＿＿＿＿＿
2. ＿＿＿＿＿＿＿＿＿＿＿
3. ＿＿＿＿＿＿＿＿＿＿＿
4. ＿＿＿＿＿＿＿＿＿＿＿
5. ＿＿＿＿＿＿＿＿＿＿＿
6. ＿＿＿＿＿＿＿＿＿＿＿
7. ＿＿＿＿＿＿＿＿＿＿＿
8. ＿＿＿＿＿＿＿＿＿＿＿
9. ＿＿＿＿＿＿＿＿＿＿＿
10. ＿＿＿＿＿＿＿＿＿＿
11. ＿＿＿＿＿＿＿＿＿＿
12. ＿＿＿＿＿＿＿＿＿＿
13. ＿＿＿＿＿＿＿＿＿＿
14. ＿＿＿＿＿＿＿＿＿＿
15. ＿＿＿＿＿＿＿＿＿＿
16. ＿＿＿＿＿＿＿＿＿＿
17. ＿＿＿＿＿＿＿＿＿＿

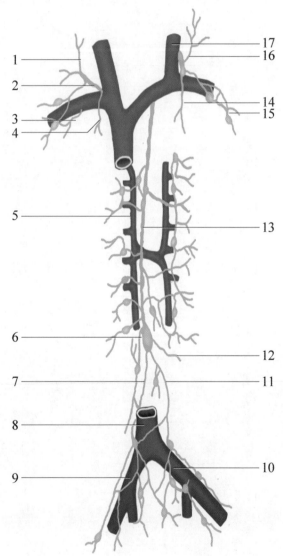

感觉器实验报告

二十一、眼实验

（一）眼球壁的结构，写出序号所指结构的名称：

1. ＿＿＿＿＿＿＿＿＿＿
2. ＿＿＿＿＿＿＿＿＿＿
3. ＿＿＿＿＿＿＿＿＿＿
4. ＿＿＿＿＿＿＿＿＿＿
5. ＿＿＿＿＿＿＿＿＿＿
6. ＿＿＿＿＿＿＿＿＿＿
7. ＿＿＿＿＿＿＿＿＿＿
8. ＿＿＿＿＿＿＿＿＿＿
9. ＿＿＿＿＿＿＿＿＿＿
10. ＿＿＿＿＿＿＿＿＿＿
11. ＿＿＿＿＿＿＿＿＿＿
12. ＿＿＿＿＿＿＿＿＿＿

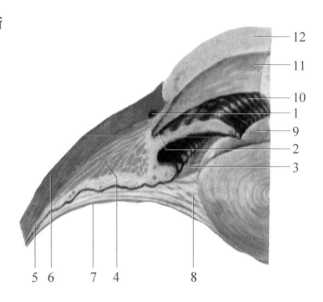

（二）眼球结构，写出序号所指结构的名称：

1. ＿＿＿＿＿＿＿＿＿＿
2. ＿＿＿＿＿＿＿＿＿＿
3. ＿＿＿＿＿＿＿＿＿＿
4. ＿＿＿＿＿＿＿＿＿＿
5. ＿＿＿＿＿＿＿＿＿＿
6. ＿＿＿＿＿＿＿＿＿＿
7. ＿＿＿＿＿＿＿＿＿＿
8. ＿＿＿＿＿＿＿＿＿＿
9. ＿＿＿＿＿＿＿＿＿＿
10. ＿＿＿＿＿＿＿＿＿＿
11. ＿＿＿＿＿＿＿＿＿＿
12. ＿＿＿＿＿＿＿＿＿＿
13. ＿＿＿＿＿＿＿＿＿＿

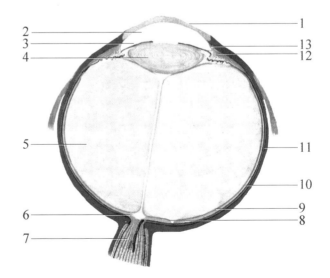

感觉器实验报告

二十二、耳实验

（一）耳形态结构，写出序号所指结构的名称：

1. ＿＿＿＿＿＿＿＿＿＿
2. ＿＿＿＿＿＿＿＿＿＿
3. ＿＿＿＿＿＿＿＿＿＿
4. ＿＿＿＿＿＿＿＿＿＿
5. ＿＿＿＿＿＿＿＿＿＿
6. ＿＿＿＿＿＿＿＿＿＿
7. ＿＿＿＿＿＿＿＿＿＿
8. ＿＿＿＿＿＿＿＿＿＿
9. ＿＿＿＿＿＿＿＿＿＿
10. ＿＿＿＿＿＿＿＿＿＿

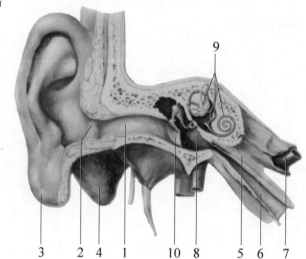

（二）内耳相关结构，写出序号所指结构的名称：

1. ＿＿＿＿＿＿＿＿＿＿
2. ＿＿＿＿＿＿＿＿＿＿
3. ＿＿＿＿＿＿＿＿＿＿
4. ＿＿＿＿＿＿＿＿＿＿
5. ＿＿＿＿＿＿＿＿＿＿
6. ＿＿＿＿＿＿＿＿＿＿
7. ＿＿＿＿＿＿＿＿＿＿
8. ＿＿＿＿＿＿＿＿＿＿
9. ＿＿＿＿＿＿＿＿＿＿
10. ＿＿＿＿＿＿＿＿＿＿

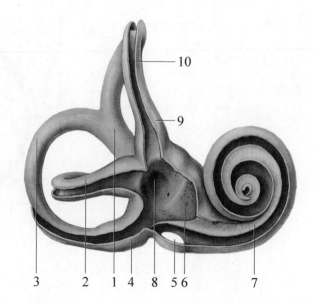

神经系统实验报告

二十三、周围神经系统实验

（一）臂丛神经分支，写出序号所指神经的名称：

1. ＿＿＿＿＿＿＿＿＿

2. ＿＿＿＿＿＿＿＿＿

3. ＿＿＿＿＿＿＿＿＿

4. ＿＿＿＿＿＿＿＿＿

5. ＿＿＿＿＿＿＿＿＿

6. ＿＿＿＿＿＿＿＿＿

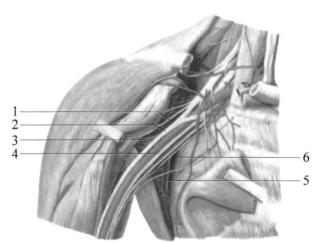

（二）臀部神经分支，写出序号所指神经的名称：

1. ＿＿＿＿＿＿＿＿＿

2. ＿＿＿＿＿＿＿＿＿

3. ＿＿＿＿＿＿＿＿＿

4. ＿＿＿＿＿＿＿＿＿

5. ＿＿＿＿＿＿＿＿＿

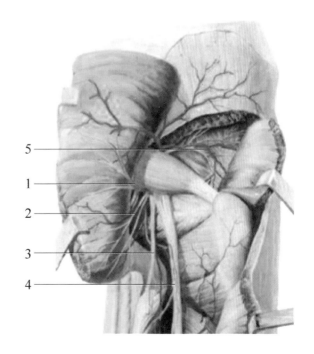

神经系统实验报告

（三）三叉神经分支，写出序号所指神经的名称：

1. ＿＿＿＿＿＿＿＿＿＿
2. ＿＿＿＿＿＿＿＿＿＿
3. ＿＿＿＿＿＿＿＿＿＿
4. ＿＿＿＿＿＿＿＿＿＿
5. ＿＿＿＿＿＿＿＿＿＿
6. ＿＿＿＿＿＿＿＿＿＿
7. ＿＿＿＿＿＿＿＿＿＿
8. ＿＿＿＿＿＿＿＿＿＿
9. ＿＿＿＿＿＿＿＿＿＿

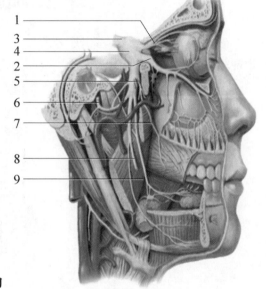

（四）迷走神经分支，写出序号所指神经的名称：

1. ＿＿＿＿＿＿＿＿＿＿
2. ＿＿＿＿＿＿＿＿＿＿
3. ＿＿＿＿＿＿＿＿＿＿
4. ＿＿＿＿＿＿＿＿＿＿
5. ＿＿＿＿＿＿＿＿＿＿
6. ＿＿＿＿＿＿＿＿＿＿
7. ＿＿＿＿＿＿＿＿＿＿
8. ＿＿＿＿＿＿＿＿＿＿
9. ＿＿＿＿＿＿＿＿＿＿
10. ＿＿＿＿＿＿＿＿＿＿

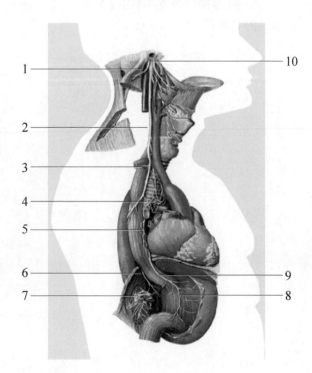

神经系统实验报告

二十四、中枢神经系统实验

（一）脊髓形态结构，写出序号所指结构的名称：

1. _____
2. _____
3. _____
4. _____
5. _____
6. _____
7. _____
8. _____

（二）脑形态结构，写出序号所指结构的名称：

1. _____
2. _____
3. _____
4. _____
5. _____
6. _____
7. _____
8. _____
9. _____
10. _____
11. _____
12. _____
13. _____
14. _____
15. _____
16. _____
17. _____
18. _____
19. _____

神经系统实验报告

(三) 脑干腹面观,写出序号所指结构的名称:

1. ＿＿＿＿＿＿＿＿＿＿＿
2. ＿＿＿＿＿＿＿＿＿＿＿
3. ＿＿＿＿＿＿＿＿＿＿＿
4. ＿＿＿＿＿＿＿＿＿＿＿
5. ＿＿＿＿＿＿＿＿＿＿＿
6. ＿＿＿＿＿＿＿＿＿＿＿
7. ＿＿＿＿＿＿＿＿＿＿＿
8. ＿＿＿＿＿＿＿＿＿＿＿
9. ＿＿＿＿＿＿＿＿＿＿＿
10. ＿＿＿＿＿＿＿＿＿＿＿
11. ＿＿＿＿＿＿＿＿＿＿＿
12. ＿＿＿＿＿＿＿＿＿＿＿
13. ＿＿＿＿＿＿＿＿＿＿＿
14. ＿＿＿＿＿＿＿＿＿＿＿
15. ＿＿＿＿＿＿＿＿＿＿＿
16. ＿＿＿＿＿＿＿＿＿＿＿
17. ＿＿＿＿＿＿＿＿＿＿＿
18. ＿＿＿＿＿＿＿＿＿＿＿
19. ＿＿＿＿＿＿＿＿＿＿＿
20. ＿＿＿＿＿＿＿＿＿＿＿
21. ＿＿＿＿＿＿＿＿＿＿＿
22. ＿＿＿＿＿＿＿＿＿＿＿
23. ＿＿＿＿＿＿＿＿＿＿＿
24. ＿＿＿＿＿＿＿＿＿＿＿
25. ＿＿＿＿＿＿＿＿＿＿＿
26. ＿＿＿＿＿＿＿＿＿＿＿

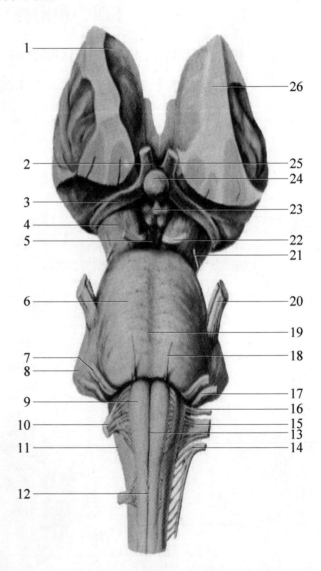

神经系统实验报告

二十五、传导通路(感觉)实验

(一) 视觉传导通路,写出序号所指结构的名称:

1. ＿＿＿＿＿＿＿＿＿＿

2. ＿＿＿＿＿＿＿＿＿＿

3. ＿＿＿＿＿＿＿＿＿＿

4. ＿＿＿＿＿＿＿＿＿＿

5. ＿＿＿＿＿＿＿＿＿＿

6. ＿＿＿＿＿＿＿＿＿＿

7. ＿＿＿＿＿＿＿＿＿＿

8. ＿＿＿＿＿＿＿＿＿＿

9. ＿＿＿＿＿＿＿＿＿＿

10. ＿＿＿＿＿＿＿＿＿＿

(二) 四肢、躯干浅感觉传导通路,写出序号所指结构的名称:

1. ＿＿＿＿＿＿＿＿＿＿

2. ＿＿＿＿＿＿＿＿＿＿

3. ＿＿＿＿＿＿＿＿＿＿

4. ＿＿＿＿＿＿＿＿＿＿

5. ＿＿＿＿＿＿＿＿＿＿

6. ＿＿＿＿＿＿＿＿＿＿

神经系统实验报告

传导通路(运动)实验

(三) 皮质脊髓束,写出序号所指结构的名称:

1. ＿＿＿＿＿＿＿＿＿＿
2. ＿＿＿＿＿＿＿＿＿＿
3. ＿＿＿＿＿＿＿＿＿＿
4. ＿＿＿＿＿＿＿＿＿＿
5. ＿＿＿＿＿＿＿＿＿＿
6. ＿＿＿＿＿＿＿＿＿＿
7. ＿＿＿＿＿＿＿＿＿＿

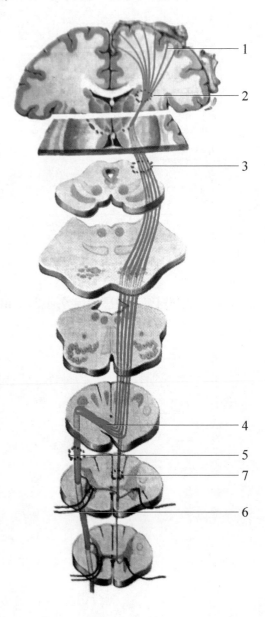

内分泌系统实验报告

二十六、内分泌系统实验

（一）内分泌腺，写出序号所指结构的名称：

1. _____
2. _____
3. _____
4. _____
5. _____

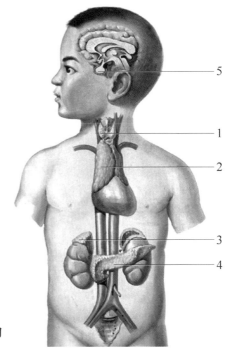

（二）甲状腺形态结构，写出序号所指结构的
名称：

1. _____
2. _____
3. _____
4. _____
5. _____
6. _____